Entstehung und Entwickelung

der

Laryngoskopie.

Erinnerungen
aus meiner ärztlichen Tätigkeit 1858—1913.

Von

Prof. Dr. **Emerich von Navratil,**
Königl. ung. Hofrat, emerit. Primarchirurg des St. Rochusspitales in Budapest.

1914

Springer-Verlag Berlin Heidelberg GmbH

ISBN 978-3-662-23750-2   ISBN 978-3-662-25849-1 (eBook)
DOI 10.1007/978-3-662-25849-1

Alle Rechte vorbehalten.

Die rasche Entwickelung der Naturwissenschaften im vergangenen Jahrhundert übte sowohl auf die ärztliche Wissenschaft im Allgemeinen, wie auf die einzelnen Fächer derselben einen wesentlichen Einfluß aus, insbesondere erfuhren Chirurgie und deren Zweige eine vorher kaum geahnte gründliche Wandlung. An die Anästhesie und an die Anti-Asepsis schließt sich vollwertig die Erfindung der Laryngoskopie und deren praktische Verwertung an.

Die beiden letzteren Errungenschaften fanden mich schon als jungen Arzt. Mit Laryngoskopie befaßte ich mich schon 1859 und verfolgte deren Entwickelung mit jugendlichem Eifer, auch bin ich infolge der persönlichen Bekanntschaft, die mich mit Czermak verband, in der Lage, über einige Daten der Entstehung der Laryngoskopie zu berichten, welche teils nicht, oder nur wenig bekannt, teils durch neue Fortschritte unserer Wissenschaft aus dem Gedächtnisse der die neueren Errungenschaften in so immensem Umfange aufnehmenden Gegenwart verdrängt, der Vergessenheit anheimgefallen sind.

Und doch wie lehrreich das Drängen, das Streben, der volle Erfolg!

Diese Gesichtspunkte bewogen mich einige Lichtstreifen auf die Anfangsperiode der vor 55 Jahren entstandenen Rhino-Laryngoskopie zu werfen. In der Meinung, daß ich mit der Veröffentlichung meiner Erinnerungen keine unnütze Arbeit verrichte, übergebe ich dieselben meinen werten Kollegen, getreu die Ereignisse aufzählend, damit die künftige Generation hieraus bei der Entwickelung neuerer Errungenschaften den richtigen Schluß ziehe: und wohl wisse, wie wichtig der unermüdliche Fleiß und die Ausdauer zur Erlangung des vollen Erfolges einer neuen Idee sind; damit die Zweifelnden und Ungläubigen — da doch solche immer waren und sein werden — zur richtigen Einsicht kommen; damit die Jugend sehe, welches Verdienst denjenigen gebührt, die sich für neue Ideen bzw. Errungenschaften rechtzeitig begeistern können. Ich knüpfe an diese Reminiszenzen meine während einer 55jährigen spitalärztlichen und Lehrtätigkeit gesammelten Erfahrungen an.

Schon im 18. Jahrhundert können wir Spuren von Bestrebungen zur Beleuchtung der an der Körperoberfläche mündenden Höhlen beobachten

(Levret's plaque polie). Diese Bestrebungen wurden zu Beginn des 19. Jahrhunderts noch lebhafter. Namentlich Bozzini (1807, Frankfurt a. M.), Senn (1827, Genf), Guy Bahington (Glottiscope, 1829, London), Sellique (1832, Paris), Trousseau und Belloe (1836, Paris), Bonnet (1838, Lyon), Liston (1840, London), Warden (1844, Edinburgh), Avery (1846, London) und Manuel Garcia (1854, London) haben verschiedene Instrumente konstruiert und mit denselben experimentiert. Die Erfolglosigkeit dieser Experimente ist teils in der Unvollkommenheit der Instrumente, teils in der nicht ausreichenden Lichtquelle, aber zum Teil auch in dem geringen Interesse der damaligen ärztlichen Welt für die neue Sache zu suchen.

Garcia stellte anfangs bei Sonnenlicht, später bei künstlicher Beleuchtung an sich selbst Versuche zum Zwecke der Beobachtung der menschlichen, besonders der Gesangsstimme an (observations of human voice). Garcia war Gesangslehrer und vielleicht aus diesem Grunde haben ihn die Aerzte von London mit Zweifel empfangen, obwohl es nicht unwahrscheinlich scheint, daß er seinen Kehlkopf zufolge der nicht ausreichenden Lichtquelle nicht gehörig demonstrieren konnte (Royal Medical Society). Die Erfindung wäre ungenutzt geblieben, wenn sich nicht Türck, der berühmte Wiener Gelehrte im Jahre 1856/57 und im Jahre 1857/58 der geniale Czermak auf die Kehlkopfspiegelung geworfen hätten.

Türck begann Ende 1856 und im Frühjahr 1857 mit Hilfe des Sonnenlichtes an Leichen, später an den auf seiner Abteilung liegenden Kranken mit einem von ihm selbst konstruierten, an einem Stiel befestigten, sich gelenkig bewegenden, ovalen Spiegel Kehlkopfspiegelungen vorzunehmen, hatte jedoch im Herbst 1857 wegen des mangelnden Sonnenlichtes seine Versuche eingestellt. Zu dieser Zeit vom Winter 1857 bis Anfang 1858 hielt sich Czermak, der sich damals als Physiologe mit der Stimmbildung beschäftigte, in Wien auf. Durch Brücke erfuhr er über die Versuche Türcks. Er suchte denselben auf und lieh sich seinen Kehlkopfspiegel. Er begann mit demselben Versuche an sich selbst, verwendete jedoch an Stelle des Sonnenlichtes eine künstliche Lichtquelle und als Reflektor den Helmholtz-Rueteschen Augenspiegel. Er stellte eine mit Leinsamenöl gespeiste Moderateur-(Argand-)lampe auf und reflektierte das Licht derselben mit Hilfe eines hinter die Lampe gestellten Augenspiegels auf seine hintere Rachenwand. Neben die Lampe stellte er einen gewöhnlichen Spiegel, um das in dem auf seine hintere Rachenwand eingeführten Kehlkopfspiegel entstandene Bild zu sehen. Als Kehlkopfspiegel wurde der Türcksche Kehlkopfspiegel verwendet, welchen er später durch eine viereckige, an den Ecken abgerundete Metallplatte und in der weiteren Folge durch einen ähnlich gearteten und in Metall gefaßten Glasspiegel ersetzte. Es läßt sich leicht vorstellen, mit welchen Schwierigkeiten der Mann zu kämpfen hatte und welche Mühe es ihm kostete, sein eigenes Kehlkopfbild im gegenüber aufgestellten Spiegel endlich zu sehen. (Zwei derartige Apparate blieben nach seinem Tode zurück; der eine ist im Besitze der Familie und der andere wird im physiologischen Institut der Budapester Fakultät als Reliquie aufbewahrt.)

Czermak wurde im Monat Juni 1858 zum Ordinarius der Physiologie an der Budapester kgl. Universität ernannt. Als solcher hielt er Vorträge und war tagsüber mit Laboratoriumsarbeiten beschäftigt, so daß er sich nur Nachts mit der demonstrablen Spiegelung seines Kehlkopfes befassen konnte. Die mit der Intonierung von „a" und „e" verbundenen Versuche störten die Nachtruhe seiner Nachbarn, welche sich auch hierüber beklagten und nur der für die Wissenschaft reges Interesse zeigende Hausbesitzer (der damalige Präsident des alten Lloyd) konnte den Streit ausgleichen und ihm die weiteren Versuche ermöglichen. Zu seinem Vorteil gereichte ferner der Umstand, daß ihm die Natur mit einem weiten, für diese Untersuchungen besonders geeigneten Rachen beschenkt hatte, wozu sich auch noch seine außerordentliche technische Geschicklichkeit gesellte.

Diese zwei Vorteile sicherten ihm nach langer ausdauernder Arbeit den Erfolg: die Demonstration des eigenen Kehlkopfes, deren Möglichkeit er in der Wiener medizinischen Wochenschrift (Nummer vom 27. März 1858) publizierte und am 9. April 1858 in der Gesellschaft der Aerzte von Wien, sowie auch in der Sitzung vom 27. April der Wiener Akademie vorführte.

Türck erklärte in der am selben Tage abgehaltenen Sitzung der Wiener Gesellschaft der Aerzte auf eine an ihn gerichtete Anfrage, daß Czermak den Kehlkopfspiegel von ihm geliehen, ferner, daß er selber schon im Jahre 1856/57 an Kranken auf seiner Abteilung Kehlkopfspiegelungen vorgenommen habe. Er wahrte sich daher die Priorität, gab aber gleichzeitig jener Ansicht Ausdruck, daß er bezüglich der praktischen Verwertung des Kehlkopfspiegels keine allzu sanguinischen Hoffnungen hege. „**Ich bin weit entfernt allzu sanguinische Hoffnungen von den Leistungen des Kehlkopfspiegels in der Praxis zu haben.**" Später desavouierte er selbst durch seine ausdauernde und erfolgreiche Arbeit seine frühere Ansicht.

Czermak veröffentlichte hierauf in der Wiener medizinischen Wochenschrift (Beilage Nr. 16 vom Jahre 1858) folgende Erklärung: „Ich habe zu meinen Versuchen den Kehlkopfspiegel Türcks geliehen und hätte ich früher gewußt, was ich erst später erfuhr, daß er seine Versuche des mangelnden Sonnenlichtes wegen nur eingestellt, aber nicht aufgegeben hatte, so hätte ich meinen Artikel in der Nummer 13 der Wiener medizinischen Wochenschrift nicht veröffentlicht, um selbst dem Anschein auszuweichen, als ob ich, der ich an mir selbst über die praktische Verwertung des Kehlkopfspiegels Versuche angestellt habe, mir die Priorität dieser Versuche auf dem Gebiete der Kehlkopfspiegelung aneignen wollte. Hätte ich gewußt, daß, wie ich erst jetzt erfuhr, derselbe (Türck) seine Untersuchungen den Winter hindurch wegen des mangelnden direkten Sonnenlichtes in seinen Krankensälen nur unterbrach, so würde ich den in Nummer 13 enthaltenen Aufsatz unterdrückt haben, um meiner wesentlich auf Beobachtungen an mir selbst gestützten Anempfehlung des Kehlkopfspiegels zu praktischen Zwecken nicht den Anschein zu geben, als wäre sie geschehen, um den Primararzt Dr. Türck die Priorität, auf welche ich übrigens nirgends Anspruch gemacht habe, zu entziehen, denn diese gebührt ihm jedenfalls ganz unstreitbar. Wien, den 14. April 1858." Später gab Czermak obiger Kundgebung die Erklärung bei, daß er zwar in derselben zugegeben habe, daß Türck die Kehlkopfspiegelung früher angeregt hatte, aber nicht, daß er (Türck) der Erfinder der Kehlkopfspiegelung sei, da die Kehlkopfspiegelung für praktische Zwecke zum ersten Male von ihm an sich selbst angewendet wurde.

Türck begann nun neuerlich seine angeblich unterbrochenen Kehlkopfspiegelungen und im Gegensatze zu der von mancher Seite betonten Meinung, als ob er seine Versuche gänzlich aufgegeben hätte, betonte er mit allem Nachdrucke, daß er die Kehlkopfspiegelungen nur unterbrochen und nicht aufgegeben habe. Bei seinen neuerlichen Versuchen verwendete er nicht mehr das Sonnenlicht, sondern ebenso wie Czermak eine künstliche Lichtquelle. Als solche hatte er eine Leinsamen-, später Erdöllampe verwendet und reflektierte die Strahlen derselben mit Hilfe eines großen, auf einem eigenen Apparat befestigten Konkavspiegels auf die hintere Rachenwand des Patienten.

Der Apparat bestand aus einem auf einem Holzdreifuß befestigten Metallrohr, welches er mit Hilfe eines Kugelgelenkes und einer Schraube nach verschiedenen Richtungen einstellen konnte. Am freien Ende des Rohres war mit einem weiteren Kugelgelenk der die Strahlen der künstlichen Lichtquelle reflektierende Konkavspiegel angebracht. Den Apparat hatte er wegen der schweren Handlichkeit öfter modifiziert und war bestrebt, denselben zu vereinfachen, aber der Apparat blieb trotz allen Bemühungen schwer transportabel; aus diesem Grunde ersetzte er denselben durch die auch heute noch verwendete, einfache und dem richtigen Zweck dienende Methode: er ließ den Patienten neben dem Tisch Platz nehmen und stellte zur Rechten desselben die Lichtquelle. Er selbst setzte sich dem Kranken gegenüber, brachte an seiner Stirne — mit Hilfe eines Bandes nach Kramer — einen größeren Konkavspiegel an und reflektierte damit die am Konkavspiegel aufgefangenen Lichtstrahlen auf die hintere Rachenwand des Patienten. Ich will bemerken, daß Kramer der erste war, der den Rueteschen Reflektor durch ein Band an der Stirne befestigte.

Genau so wie Türck verfuhr auch später Czermak, jedoch mit

dem Unterschiede, daß er die Strahlen der Argand-Lampe auf einen größeren, in der Hand bzw. zwischen den Zähnen gehaltenen, an einem Holzstab befestigten Rueteschen Spiegel auffing und auf die hintere Rachenwand des zu Untersuchenden reflektierte. Semmeleder brachte wieder den Rueteschen Reflektor an einer Brillengarnitur an. Diesen Apparat haben besonders die Kurzsichtigen mit gutem Erfolg verwendet, da sie in die Garnitur ihre Brillengläser einsetzen konnten. Des von Türck konstruierten und gebrauchten Kehlkopfspiegels taten wir bereits Erwähnung. Dieser war anfangs ein ovaler Konkavspiegel, bald darauf ein gelenkiger, dem Zwecke besser dienender, rundlicher Spiegel.

Czermak setzte inzwischen seine Versuche fort, und als er die Ueberzeugung gewann, daß er sein eigenes Kehlkopfbild im gegenüber aufgestellten Spiegel sehen und demonstrieren könne, demonstrierte er mit Hilfe des oben beschriebenen Apparates die Spiegelung seines Kehlkopfes in der am 13. November 1858 abgehaltenen ordentlichen Sitzung des königlichen Aerztevereins in Budapest. Was man Jahrzehnte hindurch ohne Erfolg suchte, an dem sich so viele hervorragende Geister betätigten, wurde plötzlich unseren Augen zugänglich. Wir sahen nicht nur den Kehlkopfdeckel, wie er sich beim Einatmen bzw. Ausatmen hebt und senkt, sondern wir sahen die Stimmritze selbst, wie sie sich erweiterte und verengerte, wir sahen, wie die sehnenartigen, scharfrandigen Stimmbänder sich anspannen und erschlaffen, deren Vibration seit jeher als Wort und Stimme so herrlichen und erhabenen Gedanken und Gefühlen Töne und Ausdruck verleiht.

Czermak wurde in der praktischen Verwertung der Laryngoskopie durch die Pester Aerzte mit seltener Einhelligkeit und Hingebung unterstützt (Balassa, Bókay, Hirschler, Koller, Markusovszky, Pollak und Porges), welche, den praktischen Wert der Kehlkopfspiegelung begreifend, ihm ihre klinischen und privaten Kranken zum Zwecke der Kehlkopfspiegelung zur Verfügung stellten. (Ich erachte es für bemerkenswert, daß, obwohl Czermak in der absoluten Bach-Periode zum Ordinarius der Physiologie an der medizinischen Fakultät der Budapester Universität ernannt wurde, und er diesen Gegenstand in deutscher Sprache vorgetragen hatte, die hervorragenden Kreise der Aerzte Ungarns diesen Verstoß gegen die Rechte der Nation zwar betrauerten, aber dies Czermak ad personam niemals fühlen ließen, und daß sie in ihm nur den hervorragenden Gelehrten sahen und ihn auch deshalb in seinen wissenschaftlichen Bestrebungen unterstützten.) Ich veröffentliche den vom 18. März 1873 — also einige Monate vor seinem Tode — aus Leipzig an mich gerichteten eigenhändigen Brief Czermaks (s. S. 8 und 9).

Er hörte niemals auf, die jungen Aerzte, darunter Johann N. Tóth, den leider früh verstorbenen, außerordentlich begabten Assistenten von Balassa, Koloman Balogh, seinen späteren Assistenten und mich, den damaligen Operationszögling Balassas, zur Kehlkopfspiegelung anzuspornen und betonte stets die Wichtigkeit derselben in der ärztlichen Praxis und in der lokalen chirurgischen Behandlung der Kehlkopfleiden. Er sagte mit voller Begeisterung: „Der Kehlkopfspiegel wird der Leiter, der sichere Führer der Hand des Chirurgen sein". Er hielt es für wünschenswert, vielmehr für notwendig, daß der praktische Arzt die Kehlkopfspiegelung genau so gut, wie die Handhabung des Stethoskops bzw. des Augenspiegels beherrsche und betonte mit allem Nachdruck, daß die Nasen- und Kehlkopfleiden auf dem Gebiete der praktischen Medizin einen genau so selbständigen Zweig bilden würden, wie die Ophthalmologie und die Gynäkologie.

Diese Prophezeiung Czermaks erwies sich als richtig und obwohl zu Beginn dieser Wissenschaft, damit ich Bruns' Ausspruch zitiere: weniger Chirurgen und vielmehr Internisten sich mit der Laryngologie beschäftigten, wurde später allmählich der innere Zusammenhang derselben mit der praktischen Chirurgie klar. Seinen anregenden Worten

Ich kann nicht umhin Ihnen meinen Dank zu sagen für die freundliche Anerkennung, welche Sie mir gezollt haben müssen.

Und darin haben Sie ganz Recht, wenn Sie der pester Universität oder vielmehr der pester ärztlichen Welt ein Verdienst bei der Sache zuschreiben.

Ohne die wahrhaft collegiale Unterstützung von Balassa, Hirschler, Bokai, Markuzzovski, und so vieler anderer Praktiker durch reiches Material hätte ein „Theoretiker" wie ich niemals Das leisten können, was ich geleistet habe.

Herzlichst der Ihre

Czermak

folgten in Budapest wir: Tóth, Balogh und ich, in Wien Semeleder und Neudörfer. Am Beispiele Türcks begeisterten sich: unser Landsmann Stoerk, der gewesene Zögling der Rabbinerbildungsschule Jeschiwa in Preßburg, und Schnitzler, ebenfalls ungarischer Abstammung, der spätere Redakteur der Wiener medizinischen Presse, bald Wintrich und und Türcks begeisterter Anhänger Schrötter.

Die neue Erfindung fand auch in Deutschland zahlreiche Anhänger: so Viktor Bruns in Tübingen (der zum erstenmale an seinem Bruder einen Kehlkopfpolyp endolaryngeal operierte), Gerhardt in Jena, Tobold in Berlin, Lewin, Waldenburg (der Redakteur der Berliner klinischen Wochenschrift), Voltolini in Breslau, bald B. Fränkel in Berlin (der Gründer und Redakteur des Archivs für Laryngologie), Merkel in Leipzig, Schmidt in Frankfurt a. M., in Frankreich: Moura-Bouroillou, Richard, Bataille, Cusco, Fauvel, Fournier, bald unser Landsmann Krieshaber (der die Handelslaufbahn in Pest verlassen hatte, nach Paris ging, um Medizin zu studieren und dort bis zu seinem Ende als berühmter Laryngologe wirkte); später Chauveau, der um die Rhinolaryngologie wohlverdiente Redakteur der Archives de Rhinolaryngologie in Paris; in England: Benett, Jearsley, Morell-Mackenzie (der im Jahre 1859 behufs Erlernung der Kehlkopfspiegelung Czermak in Budapest aufsuchte), ferner Gibb, Sievering, Johnson, bald Felix Semon, der auf den Aufschwung der Rhinolaryngologie und der allgemeinen Verbreitung der Literatur derselben als Redakteur und Gründer des Internationalen Zentralblattes für Laryngologie von bedeutendem Einfluß gewesen, dessen Blatt heutzutage Finder in Berlin genau im selben Sinne und mit gleichem Erfolge redigiert.

Aus Amerika strömte in großen Mengen die sich für die neue Errungenschaft interessierende Aerztewelt nach Wien, bald nach Berlin und Tübingen. Aus diesem Kreis ragten dann Stangenwald, William H. Church, Douglas, Horace Green und Krakowitzer, besonders aber der zu Iserlohn in Westfalen geborene Elsberg hervor, welcher an der ärztlichen Fakultät zu New York Kurse für Laryngologie abhielt. Er war auch der Gründer der heute großes Ansehen genießenden American Laryngological Association. Solis Cohen, F. J. Night und M. Lefferts, der Gründer der Zeitschrift Archives of Laryngology.

In Italien war einer der ersten der unermüdliche Carlo Labus, den ich bei meinem Besuche im Jahre 1876 in Milano am Ostersonntag in den Nachmittagsstunden bei der Behandlung seiner Kranken im „Ospedale Maggiore" antraf. In Rußland war Rauchfuß der erste, nach ihm Saborowsky, bald der Bruns-Schüler Schulz, ferner Woulf und Scott, letzterer der Gründer der Moskauer rhinolaryngologischen Gesellschaft. In Spanien war es Dr. D. Rafael Ariza, der die Oto-Rhinolaryngoskopie dort als erster inaugurierte, nach ihm der Operateur Frederico Rubio, der sich auch mit der Laryngologie eingehend beschäftigte und die erste Laryngotomie in Spanien ausführte, ferner Dr. D. Ramon de la Sota Y. Lastra, der in der ärztlichen Körperschaft Spaniens das größte Ansehen genoß.

Während Türck die Kehlkopfspiegelungen auf seiner Abteilung und mit gefälliger Unterstützung der betreffenden Abteilungschefärzte des Wiener Allgemeinen Krankenhauses auch an zahlreichen Patienten dieser Abteilungen fortsetzte und über das Resultat derselben in der Allgemeinen Wiener medizinischen Zeitung referierte, war Czermak, wie ich bereits oben angeführt habe, mit Beihilfe der Pester Aerzte bestrebt, die Laryngoskopie an den ihm überlassenen Kranken in pathologischer und therapeutischer Beziehung zu verwerten. Türcks erste Abhandlung erschien im Jahre 1858 in der Zeitschrift der k. k. Gesellschaft der Aerzte von Wien und die zweite ebenfalls hier am 28. Juni 1858 („Der Kehlkopfspiegel und die Methode seines Gebrauches").

Czermak diagnostizierte an einem Kranken von Hirschler mit dem Kehlkopfspiegel die richtige Ursache seiner Kehlkopferkrankung, einen Kehlkopfpolypen, und veröffentlichte diesen ersten mit dem Kehlkopfspiegel diagnostizierten Polypenfall in der Wiener medizinischen Wochenschrift und zwar in der Nummer vom 2. Januar 1859. Am 20. Februar desselben Jahres veröffentlichte er zum erstenmale im „Orvosi Hetilap" unter dem Titel: „Beiträge zur Spiegelung des Kehlkopfes" eine größere Abhandlung und bald darauf dieselbe in der Wiener medizinischen Wochenschrift in der Nummer vom 5. März 1859.

Indessen wurde die Prioritätsdebatte zwischen Türck und Czermak stets lebhafter und zur Entscheidung derselben die Pariser „Académie des Sciences" aufgefordert, welche jedoch darauf nicht eingehen wollte: („N'a pas voulu entrer dans les discussions de priorité") und beiden einen Ehrenpreis von 1200 Francs und eine Anerkennung: „Mention honorable" votierte.

Denselben Standpunkt hatte auch der anläßlich des 50 jährigen Jubiläums der Erfindung der Kehlkopfspiegelung im Monate April 1908 in Wien abgehaltene Erste Internationale Rhinolaryngologische Kongreß vertreten, der die Prioritätsfrage nicht berührte, jedoch zur Ehrung der Erinnerung beider Männer eine Plaquette anfertigen ließ, an der einen Fläche mit Türcks, an der anderen mit Czermaks Bildnis. Ich will nur erwähnen, daß auf eine an mich gerichtete Anfrage eines Berliner Fachgenossen, wen „ich" als Zeitgenosse Türcks und Czermaks für den eigentlichen Erfinder halte, ein anwesender Wiener Kollege mit einem Zwischenruf antwortete: „Lassen wir diese Frage ruhen! Freuen wir uns vielmehr, daß wir zwei so prächtige Kerle die unserigen nennen können".

Obwohl der Prioritätsstreit einen peinlichen Eindruck machte, kann es nicht geleugnet werden, daß derselbe den günstigen Einfluß hatte, daß beide Gelehrten mit verdoppeltem Eifer bestrebt waren, die neue Erfindung zu verbreiten und zu entwickeln. Beide häuften mit fieberhafter Beschleunigung ihre Erfolge. Türck veröffentlichte bis 21. Dezember 1861 25 Abhandlungen, welche hauptsächlich die Bekämpfung der Schwierigkeiten des Laryngoskopierens, die Beleuchtungskörper, die für Sonnen- und Kunstlicht modifizierten und verbesserten Apparate, die Kehlkopfspiegel und die Rhinoskopie betreffen. Vom 11.—14. März 1859 referierte er im amtlichen Organ, in der Zeitschrift der k. k. Gesellschaft der Aerzte zu Wien, über 7 auf der Abteilung gelegene und mit Hilfe des Kehlkopfspiegels diagnostizierte Fälle.

Czermak veröffentlichte im Jahre 1859 während seiner Pester Professorenzeit 20 mit Hilfe des Kehlkopfspiegels diagnostizierte Fälle teils im „Orvosi Hetilap" unter dem Titel „Beiträge zur Kehlkopfuntersuchung", teils in den Nummern 16 und 32 der Wiener medizinischen Wochenschrift. Zwei dieser Fälle wurden tracheotomiert; einer wegen eines tuberkulösen, der andere wegen eines syphilitischen Leidens. Einige Tage nach der Operation hatte er mit Hilfe eines in die Trachealöffnung eingeführten kleinen polierten Metallspiegels bei reflektiertem Sonnenlicht die untere Hälfte des Kehlkopfes untersucht und besonders im zweiten Falle die krankhaften Veränderungen genau beobachtet. In dem Falle von Syphilis hatte er den geschwürigen Zerfall mit einer Lapislösung und Lapis in substantia mit Erfolg behandelt. Zur Spiegelung an der tracheotomierten unteren Fläche des Kehlkopfes hatte ihn sein Freund Neudörfer bewogen, der schon vorher an Leichen nach erfolgter Cricotomie mit Hilfe eines kleinen Spiegels die untere Höhle des Kehlkopfes untersuchte. Czermak fand in 2 Fällen warzenartige Geschwülste, in weiteren 2 Fällen Exkreszenzen und in den übrigen syphilitische Geschwüre. Im Jahre 1860 veröffentlichte er eine Abhandlung: „Der Kehlkopfspiegel und seine Verwertung für Physiologie und Medizin" Engelmann, Leipzig. Dieselben Erfahrungen veröffentlichte er auch in französischer (bei I. B. Baillière in Paris) und in englischer Sprache in „The selected Monography of the New Sydenham Society" in London.

Türck veröffentlichte die Erfolge seiner oben erwähnten Kehlkopfspiegelungsstudien auch in englischer Sprache („Clinical Researches on different diseases of the larynx, trachea and pharynx examined by the laryngoscope etc." London 1862. Williams and Norgate.) Während Czermak — die Ferienzeit der Universität ausnützend — Reisen nach Deutschland, Frankreich und England unternahm und die Kehlkopfspiegelung ad oculos demonstrierte, und so der neuen Lehre Anhänger sammelte. So hielt er bei regem Interesse im Herbst 1859 in Leipzig Vorträge, wo er Ruete und Merkel; in Berlin, wo er Traube, Reichert, Remak, Lewin; in Breslau, wo er Middeldorph, Rühle, Heidenhain, Voltolini, und im Frühjahr bzw. Herbst in Paris, wo er Mandl, Moura-Bourouillou, Bataille, Cusco und Fauvel seinen Kehlkopf auf dem von ihm konstruierten Autolaryngoskop demonstrierte und sie auch zum Teil in die Kehlkopfspiegelung einführte. — Im selben Jahre besuchte er auch London, wo die „New Sydenham Society" die Abhandlung Czermaks in englischer Sprache veröffentlichte. Vom Frühjahr bis Spätherbst 1862 hielt er in London vor zahlreichem Aerztepublikum in Spitälern und Gesellschaften sowohl an gesunden als an kranken Individuen Kurse ab. Die ersten Anhänger der neuen Lehre wurden Gibb, Sievering, Johnson und Durham.

Türck ging im Jahre 1861 gleichfalls nach Paris und hielt bei nicht weniger regem Interesse Vorträge bzw. Demonstrationen aus der Kehlkopfspiegelung und veröffentlichte in Paris bei I. B. Baillière seine in Wien bei der Firma Braumüller bereits erschienene Abhandlung „Praktische Anleitung zur Laryngoskopie". Auf diese Art wurde die Verbreitung, die Erkenntnis und Würdigung der neuen Erfindung möglich. Czermak legte das Hauptgewicht auf die künstliche Beleuchtung und den Rueteschen Reflektor. Türck sah den Erfolg der Kehlkopfspiegelung in dem von ihm konstruierten und verbesserten Kehlkopfspiegel bzw. in der richtigen Handhabung desselben:

„Nicht an dem Mangel von künstlichen Beleuchtungsapparaten scheiterten die vor mir seit etwa 30 Jahren angestellten Versuche, sondern an dem Mangel eines brauchbaren Kehlkopfspiegels und einer gehörigen Methode seiner Handhabung"; ferner: „Wäre jemand imstande gewesen, die nächstbesten Individuen, wenn auch nur beim Sonnenlichte in großer Anzahl zu laryngoskopieren, wie dies mir zuerst gelang, so würde man darnach sicher auch zur künstlichen Beleuchtung gegriffen und sie längst schon ausgebildet haben." (Klinik der Krankheiten des Kehlkopfes etc. Dr. Ludwig Türck. Wien 1866.)

Beide, sowohl Türck als Czermak kämpften anfangs trotz der künstlichen Beleuchtung und deren Reflektierung durch den Rueteschen Spiegel mit vielen Schwierigkeiten. Diese Schwierigkeiten verursachten in erster Linie die sich vorwölbende Zunge, ferner die Empfindlichkeit des Rachens. Zur Bekämpfung der ersten Schwierigkeit wurden verschiedene Zungenspatel angewendet. Czermak verwendete zwei gelenkig verbundene starke Metallplatten, Türck eine scherenförmige Zange, an deren Ende er mit einer Schraube zwei gebogene Metallplatten befestigte. Mit wie vielen Schwierigkeiten er beim Hinunterdrücken der ungezähmten Zunge kämpfte, beweist, daß er zu diesem Zweck ein dem Babingtonschen mit einem Zungenspatel kombinierten Kehlkopfspiegel ähnliches Instrument konstruierte und dasselbe in einem eigenen Artikel („Ueber ein Instrument zur Abflachung der Zunge." Zeitschr. der Gesellschaft der Aerzte. Nr. 3 vom 16. Januar 1860) dessen Konstruktion und Handhabung beschrieb und selbiges bald darauf, als er sich von seiner geringen Brauchbarkeit überzeugte, durch ein anderes zweckmäßigeres ersetzte („Ueber einen neuen Zungenspatel." Allgemeine Wiener med. Ztg. Nr. 3 vom 26. März 1861), welches er und seine Schüler zum Abflachen der Zunge und später auch bei der Rhinoscopia posterior mit besserem Erfolge anwendeten. — Sie mußten sich aber überzeugen, daß der Zungenspatel bei der Kehlkopfspiegelung die ihm zukommende Aufgabe nicht vollständig erfüllte, da man die sich vorwölbende Zunge nicht in jedem Falle hinunterdrücken konnte und das Instrument auch häufig die Zungenbasis nach rückwärts verdrängte, wodurch der Kehldeckel nach hinten gedrückt wurde und auf diese Art den Kehleneingang verengernd das Spiegelbild des Kehlkopfes verkleinerte. Czermak ließ den Zungenspatel bald weg. Er war bestrebt, daß der zu Untersuchende durch Intonierung eines „a" bzw. „e" seine Zunge ruhig stelle, später, daß der Patient seine Zungenspitze mit einem Taschentuch fassend und diese vorwärtsziehend ruhig halte. So verfuhr auch bald darauf Türck, und dieses Verfahren wurde seither und auch noch gegenwärtig bei Kehlkopfspiegelungen angewendet.

Das zweite Hindernis bildete die Empfindlichkeit des Rachens; zur Bekämpfung derselben wurde der Rachen des Patienten mit Eiswasser, mit Alaun- bzw. Borlösungen gespült und verschiedene adstringierende Mittel als Spray angewendet, so Tanninlösung, innerlich und äußerlich Bromnatriumlösungen (Bruns). Dies alles mit kaum nennenswertem Erfolge, bald eine Mischung von Aether-Chloroform und Opiumtinktur (Türck, Schrötter). Czermak war bestrebt, sein Ziel dadurch zu erreichen, daß er den Kranken gewöhnte, den Spiegel zu vertragen. — Mit einem zwar selteneren, aber doch wesentlichen Hindernis hatte man noch zu kämpfen, und dies war der nach rückwärts gebogene Kehldeckel. Zur Hebung und Vorwärtsziehung desselben hatte man verschiedene Instrumente, so Haken und auch Kehldeckelpinzetten konstruiert, deren einfache und zweckmäßige Exemplare auch heute noch verwendet werden.

Wie wir oben gesehen, hatte sich mit der Autolaryngoskopie als erster Czermak mit Erfolg beschäftigt und in seinen Bahnen folgten ihm dann Türck und später auch Bruns. Da die Autolaryngoskopie ihre Rolle erfüllt hatte, d. i., daß sie die Zweifelnden von der Möglichkeit der Kehlkopfspiegelung überzeugt hatte, war die Autolaryngoskopie kein Bedürfnis mehr, aber als ein wesentlicher Faktor der neuen Erfindung gebührt ihr eine stets bleibende historische Wertschätzung.

Siegle und Bäcker empfahlen einen einfachen Apparat, mit dessen Hilfe man auf jedem Reflektor einen dem kleinen flachen Spiegel gegenüberstehenden zweiten Spiegel anbringen konnte, welcher das entstandene Kehlkopfbild jedem Zuschauer zugänglich machte.

Die Idee der Durchleuchtung des Kehlkopfes stammt von Czermak. Er ließ die Sonnenstrahlen durch eine schmale Spalte des geschlossenen Fensters auf den Kehlkopf des zu Untersuchenden auffallen. In dem in den Rachen eingeführten Kehlkopfspiegel waren dann in hell glänzender, rötlicher Färbung die normalen Bestandteile des Kehlkopfes sowie auch die pathologischen Veränderungen sichtbar. Dieselbe Untersuchungsmethode versuchte er dann auch bei künstlicher Beleuchtung, jedoch, wie er selbst zugibt, mit nicht ausreichendem Erfolge.

Türck machte auch mit der Tracheoskopie Versuche und reflektierte zu diesem Zwecke intensives Licht auf den im Rachen befindlichen Kehlkopfspiegel, während er den Kopf des zu Untersuchenden nach verschiedenen Richtungen drehte. Die Spiegelung der Luftröhre gelang, jedoch nur dann, wenn die Stimmritze des Kranken gehörig weit war, wenn die Luftröhre einen gleichmäßigen Zylinder bildete und der untere Teil des Ringknorpels sich nicht nach innen vorwölbte und hierdurch die Höhle der Luftröhre verengerte. — Czermaks Kehlkopf und Luftröhre waren so geartet; bei ihm habe ich auch, als er am 13. November 1858 die Spiegelung seines Kehlkopfes im Budapester Aerzteverein demonstrierte, samt allen Anwesenden nicht nur die vordere Wand der Luftröhre, sondern auch die Bifurkation gesehen; es überzeugte sich an ihm auch später Elfinger von diesem Umstand.

Nach Czermak und Türck konstruierte fast jeder, der sich mit Laryngoskopie beschäftigte, verschiedene Beleuchtungsapparate, so Bruns einen kleineren und größeren, welch letzteren er für Demonstrationszwecke und auch bei Operationen verwendet hatte. Als Lichtquelle des größeren diente ein 5—6 cm langes Kalkrohr von 13—15 mm Durchmesser, auf dessen oberes Ende er brennendes Leuchtgas oder Oxygen führte; das hierdurch glühend gewordene Kalkstück verbreitete dann hellweißes Licht. Den kleineren Apparat konnte er für die normale Spiegelung, aber auch für die Eigenuntersuchung verwenden. Als Lichtquelle verwendete er bei diesem anfangs gewöhnliches, später Steinöl. Behufs Sammlung der Lichtstrahlen hatte er vor die Flamme eine mit einer Oeffnung von 16 mm versehene Metallplatte gestellt. Den mit Hilfe der beiden Apparate gewonnenen Lichtkegel reflektierte er dann so wie Czermak ebenfalls mit Hilfe eines größeren Rueteschen Reflektors auf die hintere Rachenwand des Kranken.

Mackenzie verwendete ebenfalls eine größere klinische Lampe und neben dieser auch einen kleineren Apparat (Rack-Mouvement-Lampe). Die größere Lampe befestigte er an der Querlehne des Krankenbettes. Der kleinere Apparat ruhte entweder auf einem eigenen Gestell oder er war an der Wand befestigt. Beide Apparate waren durch gelenkig verbundene Röhren auf verschiedene Distanzen bzw. Höhen einzustellen. Als Beleuchtungsquelle diente das Leuchtgas und zur Steigerung der Flamme desselben war eine in einer Metallkapsel befestigte Linse angebracht. Als Lichtsammler (Light-Concentrator) hatte er über der Lampe eine mit einer Linse versehene Röhre befestigt und zwar derart, daß die Linse mit der Flamme ins gleiche Niveau kam. Die auf diese Art gesammelten Lichtstrahlen reflektierte er dann auf den Rachen des Kranken. Zum Zwecke des Transportes jedoch, für welchen er diese Apparate verwenden wollte, war keiner von beiden infolge der Größe und des Gewichts geeignet.

Voltolini ließ durch eine Photogen-Lampe Oxygen strömen und brannte in diesem einen Magnesiumdraht, dessen intensives Licht er dann auf den Rachen des Kranken reflektierte. Lewin hatte den Brenner der Lampe in einer Metallkapsel untergebracht und die in dieselbe eingeschlossene Doppelkonkavlinse diente zur Steigerung der Leuchtgasflamme. Einen gleichartigen Beleuchtungsapparat verwendete auch Tobold, welcher aber statt einer, drei Linsen benutzte. Stoerk machte mit den sogenannten Schusterkugeln Versuche. Er stellte hinter einer großen mit Wasser gefüllten Glaskugel eine brennende Lampe auf und richtete deren Licht direkt gegen den Rachen des Patienten. Er selbst nahm an der Seite des Patienten Platz und führte von hier aus den Kehlkopfspiegel ein. Er verwendete diesen Apparat auch für Demonstrationen. Die Kugeln waren an einem Ständer befestigt und konnten durch eine Schraube in beliebiger Höhe fixiert werden. Cusco führte im Jahre 1861 auf die Flamme einer gewöhnlichen Lampe Oxygen. Man hatte auch besonders in Paris das Drummond-Licht verwendet, doch obwohl man dabei blendend weißes Licht gewann, bot selbiges zur Untersuchung der tiefer liegenden Teile des Kehlkopfes nur eine geringe Menge von konvergierenden Strahlen.

Moura-Bourouillou bediente sich eines 15—20 cm-Konkavspiegels und brachte in dessen auf ca. 5 cm weit ausgeschnittener Mitte eine Linse von angemessenem Brennpunkt an. Die Lichtquelle (Gasflamme) war hinter der Linse befestigt. Den gesammelten Lichtkegel richtete er auf den Rachen des Kranken, er benutzte einen Reflektor und, damit er mit beiden Augen sehen könne, ließ er in demselben zwei Oeffnungen anfertigen. Die Untersuchung hatte er an der Seite des Patienten sitzend vorgenommen. Ich selbst habe anfangs zur Steigerung der Lichtquelle einen sogenannten amerikanischen Konkavspiegel aus Glas verwendet. Der nach Art der Gartenkugeln verfertigte ovale Spiegel war an einem mit breitem Eisengestell versehenen Metallrohr befestigt und mit Hilfe einer Schraube in beliebiger Höhe zu fixieren. Ich habe ihn auch für direkte Untersuchungen bei Demonstrationen verwendet, doch habe ich die nicht besonders konvergierenden Lichtstrahlen mit Hilfe eines Rueteschen Konkavspiegels auf den Rachen des Kranken reflektiert.

Die ersten Versucher waren — wie wir sehen — hauptsächlich bemüht, möglichst intensives Licht gebende Apparate zu konstruieren, um mit Hilfe derselben die Kehlkopfuntersuchungen und die sichere Diagnose der krankhaften Veränderungen des Kehlkopfes zu ermöglichen. Sie mußten sich aber schon nach kurzer Zeit überzeugen, daß die gründliche Kehlkopfspiegelung und die Diagnose der Kehlkopfleiden nicht allein von der Intensität des Lichtes, sondern auch von der gehörigen Gewandtheit der Augen und der Hände des Untersuchenden abhängig sei. So erwies sich das Petroleumlicht als ziemlich gut. Weniger das Leuchtgas und das elektrische Licht; ersteres der unruhigen Flamme, letzteres wegen der Beschattung durch die glühenden Metallfäden. Am zweckmäßigsten zeigte sich zufolge seiner hellweißen, ruhigen Flamme das Auerlicht.

Mandl-Paris und Merkel-Leipzig hatten behufs Bestimmung der einzelnen Teile des Kehlkopfes eine Meßvorrichtung (Mikrometer) befürwortet. Letzterer ließ die Graduierung auf die Spiegelplatte selbst gravieren. Da hierdurch ein großer Teil des Spiegels in Verlust geraten war, ließ Semeleder die Graduierung in die Fassung gravieren. Der Mikrometer erwies sich mehr für physiologische Untersuchungen als für die praktische Kehlkopfspiegelung nützlich.

Nach der Erfindung der Laryngoskopie ergab sich sozusagen ganz automatisch die Gelegenheit zur Rhinoskopie. Czermak begann dieselbe Ende 1858 und etwas später beschäftigte sich auch Türck damit. Sie verwendeten kleinere rundliche Konkavspiegel, als jene für Kehlkopfuntersuchungen. Bei der Untersuchung richteten sie den Spiegel, während der Patient „an" intonierte, nach oben und schoben ihn unter die Uvula. Diese bildete, besonders wenn sie länger war, ein Hindernis. Man mußte daher für die Hebung derselben sorgen. Czermak hatte einen in einem Behältnis befestigten Metalldraht verwendet, dessen gebogenes, hebendes Ende in eine Verdoppelung endet. Türck hob mit einem am Ende gebogenen und sich verbreiternden Metallspatel dieselbe auf und entfernte sie auf diese Art von der hinteren Rachenwand.

Zur Erleichterung der Nasenspiegelung konstruierte man verschiedene Instrumente. Czermaks Instrument besteht aus zwei ineinander passenden Röhrchen, an deren Ende sich ein Haken befindet, welcher zum Fassen dient. Die am Ende des äußeren Rohres befindliche Metallplatte substituiert den hebenden Haken, den inneren Spiegel und die Zungenspatel. Das Instrument ist geschlossen, wenn die beiden Röhren ineinander geschoben sind. Es wird im geschlossenen Zustande eingeführt und durch Auseinanderziehen der Röhren geöffnet. Bei dieser Gelegenheit kommen der weiche Gaumen und das Gaumensegel auf das äußere Röhrchen zu liegen.

Türck ligierte die Uvula mit einem Faden und zog sie mit Hilfe desselben nach vorne und oben, den Faden selber befestigte er über den Nasenrücken mit einem breiten Band an der Stirne. Der Nasenspiegel Stoerks besteht so wie der Kehlkopfspiegel von Babington aus zwei scherenförmigen Branchen. Die eine innere Platte ist ein Zungenspatel und die obere Branche endet in einen Haken und Spiegel. Beide trennt eine Feder von einander. Auch dieses Instrument richtete er geschlossen gegen den Rachen unter die Uvula. Wenn die Branchen zusammengepreßt werden, hebt die hakenförmige Branche die Uvula; der Untersuchende zieht nun den Haken gegen sich, wodurch er dann die Uvula von der hinteren Rachenwand entfernt.

Voltolini hatte einen langen, schwarzen Spatel verwendet, an dessen Ende im stumpfen Winkel ein Metallspiegel angebracht war. Wagner hielt die Uvula mit einem am Ende hakenförmig gebogenen Draht nach oben und fixierte den äußeren Schenkel des Drahtes gebogen an der Nase. Czermak hatte noch ein der Belloc-Röhre gleichendes Instrument empfohlen, welches er durch die Nasenhöhle in den Rachenraum einführte und das, mit einer Feder versehen, das Gaumensegel und die Uvula von der hinteren Rachenwand abhielt.

All dies waren Bemühungen, um die Rhinoskopie mit Hilfe von geistreich konstruierten Instrumenten zu ermöglichen, welche sich jedoch in der Praxis nicht bewährten. Hier erwies sich ebenfalls das einfache Instrument und die einfache Methode als zweckmäßig. Es genügte ein Spatel, dessen auf die Zunge appliziertes Ende gebogen war. Den Erfolg der Untersuchung sicherte bei ruhiger Haltung des Patienten die geübte Hand und das geübte Auge des Untersuchers. Eine besondere Tätigkeit auf dem Gebiete der Rhinoskopie hatte Semeleder entfaltet, der dieselbe in Paris im Charité-Spital demonstrierte und seine Arbeit bei Engelmann in Leipzig im Jahre 1862 unter dem Titel: „Die Rhinoskopie und ihr Wert für die ärztliche Praxis" publizierte.

Ueber die „Rhinoscopia anterior" macht Dionis schon zu Beginn des 18. Jahrhunderts Mitteilung. In letzter Zeit jedoch trat die Spiegelung des hinteren Nasenraums immer mehr in den Vordergrund. — Markusovszky war der erste, der ein dem Kramerschen Ohrenspiegel ähnliches Instrument empfohlen hatte, dessen vordere, trichterförmige Branchen etwas länger und breiter waren. Voltolini behauptet, daß er mit einem gewöhnlichen Ohrenspiegel die Tuba Eustachii — hauptsächlich in Fällen von Ozaena und bei guter Beleuchtung — selbst die hintere Rachenwand gesehen habe. Im Jahre 1868 konstruierte Thudichum einen Nasenspiegel, der aus 2 flachen, schwach gekrümmten Platten bestand, welche durch einen elastischen Draht einander zu nähern und auch zu entfernen waren.

Duplays Nasenspiegel ist ein hohles, trichterförmiges, aus 2 Klappen bestehendes Instrument; die 2 Platten sind leicht abgeflacht, so daß die äußere Platte einem Vogelschnabel gleicht, während die innere an das Septum zu liegen kommende mehr flach ist. Die äußere Platte ist am oberen Teil durch eine Schraubenvorrichtung beweglich und im geöffneten Zustande zu fixieren. Diesen Spiegel hatte man hauptsächlich bei der Untersuchung der tiefer liegenden Nasenpartien verwendet. Schuster und Voltolini brachten daran kleinere Modifikationen an. Creswell-Baber (Brighton) verwendete einen Nasenspiegel, welcher aus zwei gebogenen Drähten besteht, welche durch ein Band um den Schädel in der gewünschten Stellung fixiert werden können.

Der dreiblättrige Nasendilatator von Elsberg unterscheidet sich von dem Markusovszky-Fränkelschen nur dadurch, daß derselbe dreiblättrig ist. Der trichterförmige Spiegel von Zauffal besteht aus einem länglichen Rohr, dessen vorderes Ende, wie schon der Name sagt, trichterförmig ist. Er hatte denselben zur Untersuchung der mittleren und hinteren Nasenpartien verwendet. Zu erwähnen ist noch der sogenannte amerikanische Nasendilatator, der sich von Thudichums Nasenspiegel darin unterscheidet, daß zur Erweiterung der Nasenflügel nicht Platten, sondern Drähte dienen. Der praktischste und meist verbreitete ist Fränkels Nasenspiegel, der den Geburtszangen ähnlich, aus zwei $1/2$ cm langen, aus Neusilber verfertigten gefensterten Platten besteht; der Griff derselben ist etwa 5 cm lang. Das Ende der Zange ist durch eine Querstange verbunden, mit welcher im Wege einer Schraubenvorrichtung die zur Erweiterung der Nasenflügel dienenden Platten von einander entfernt werden können. Dieses Instrument, welches auch zufolge seines kleinen Umfanges nicht im Wege steht und an der Nasenscheidewand bzw. an den Nasenflügeln gut anliegt, ist bei den Operationen der Nase und ihrer Nebenhöhlen sehr gut verwendbar.

Und so wurde die Rhinolaryngoskopie zum Gemeingut der Aerzte.

Im Jahre 1860, als sich die Nationalbewegung geltend machte, konnte der Rehabilitierung der ungarischen Sprache an der Budapester Universität nichts mehr im Wege stehen. Von den in deutscher Sprache Vortragenden war Czermak der erste, der seine Demission verlangte. Er fühlte, daß die Nation ein Recht an ihre eigene Sprache habe. Am 13. Juli desselben Jahres verabschiedete er sich von seinen Hörern, welche ihm anläßlich seines Abschiedsvortrages herzliche Ovationen bereiteten. Er schied mit schwerem Herzen. Seiner eigenen Aussage nach hatte er die schönsten Tage seines Lebens unter uns verbracht und wir können ganz ruhig hinzufügen, seine Glanzperiode bei uns erlebt. Von Budapest ging er nach seinem Vaterland, nach Prag zurück, wo er sich als praktischer Arzt mit physiologischen Studien und Laryngoskopie betätigte. Hier schrieb er die zweite, zum Teil durchgearbeitete und erweiterte Auflage seines Werkes: „Der Kehlkopfspiegel und seine Verwertung für Physiologie und Medizin". Leipzig 1863. In diesem Werke berichtet er über 5 neue Fälle von Kehlkopferkrankungen, welche Polypen und verruköse Geschwülste waren. Von 6 angeführten Nasenspiegelungen ist der noch in Budapest beobachtete Fall interessant, in welchem die Schwerhörigkeit am linken Ohr zwei die Mündung der Ohrtrompete völlig verlegende Schleimhautgeschwülste verursachten. — Den zweiten Fall beobachtete er in Paris im Val de Grâce-Spital und den dritten ebenfalls in Paris, in der Charité. Im letzten Falle hatte er einen großen Nasenpolypen konstatiert. Den vierten Fall, wo er eine mit Flüssigkeit erfüllte Cyste der Nasenhöhle vorfand, beobachtete er abermals in Budapest. Nach etwa 5jährigem Aufenthalte in Prag wurde er nach Jena berufen, wo er zumeist mit Demonstrationen verbundene naturwissenschaftliche Vorträge hielt.

Um diesen Zeitpunkt herum ging er, wie er es gewöhnlich tat, nach Karlsbad, wo er einem alten, an Diabetes leidenden Freund begegnete. Teils aus purem Interesse für seinen Freund, teils aus wissenschaftlichem Triebe untersuchte er den Urin desselben und zum Vergleiche auch seinen eigenen, in welchem er jedoch viel mehr Zucker als in jenem seines Freundes vorfand. Der unerwartete Befund hatte ihn tief erschüttert und obwohl er alle Hebel für seine Heilung in Bewegung setzte, konnte er doch nur eine Linderung dieses Uebels erreichen. Als er sich besser fühlte, erwachte seine Arbeitslust neuerlich. Er beschäftigte sich nun wieder mit seinem Lieblingsgegenstand, der Physiologie und verfolgte die Entwickelung der Laryngoskopie mit regem Interesse.

Im Jahre 1869 wurde er in Leipzig zum Ordinarius der Physiologie ad honores ernannt, wo er auf eigene Kosten ein physiologisches Institut aufbauen und mit den nötigen Behelfen einrichten ließ. Mit welcher erneuerten Kraft er damals, als sich sein Zustand besserte, an die Arbeit schritt, beweist sein folgender Brief, den er nach seiner infolge der letzten Karlsbader Kur eingetretenen Besserung an mich gerichtet hatte: „**Ich habe mich wieder gefunden und arbeite mit aller Lust und Ausdauer. Nur manchmal stört mich die Erinnerung an meine Karlsbader Entdeckung**".

Am 21. Dezember 1872 hielt er in seinem neuen Institut die erste Vorlesung ab, jedoch schon mit verminderter Kraft. Von dieser Zeit an schwand seine Gesundheit augenscheinlich und damit auch seine Energie, bis am 6. September 1873 im 45. Lebensjahre sein langes Leiden ein Ende hatte. Sein Andenken wird — solange eine Medizin und eine leidende Menschheit auf Erden ist — stets erhalten bleiben!

Türck war ein besseres Schicksal beschieden. Er erreichte ein hohes Alter und bis zum Lebensende war es ihm vergönnt, jenes reichliche Material, welches die auf den anderen Abteilungen des Allgemeinen Krankenhauses liegenden Patienten boten, gründlich auszunutzen. Bis zum Jahre 1864 hatte er weitere 27 Artikel veröffentlicht, welche teils über neuere Kehlkopfinstrumente, teils über pathologisch-therapeutische Fälle, über Kehlkopflähmungen, Neubildungen, Kehlkopfkrebs und Kehlkopf-Luftröhrenverengerungen, sowie über interessante Fälle von Kehlkopftuberkulose berichten. — Im Jahre 1866 erschien sein über den kolossalen Aufschwung der Rhinolaryngologie berichtendes, mit besonderem Fleiß zusammengestelltes Werk: Klinik der Krankheiten des Kehlkopfes und der Luftröhre usw. von Dr. Ludwig Türck. Wien, Braumüller. Sein am 25. Februar 1868 im 58. Lebensjahre erfolgter Tod erweckte sowohl bei seinen Schülern, wie in der ganzen ärztlichen Welt tiefgefühltes ernstes Mitgefühl. Zur Erinnerung an seine tatkräftige Persönlichkeit stellten seine dankbaren Schüler im Wiener Allgemeinen Krankenhaus ein Denkmal aus Bronze auf.

In Czermaks und Türcks Erbe traten auf der ganzen Welt begeisterte und arbeitslustige Nachfolger, die mit vorzüglicher Fachkenntnis und unermüdlichem Fleiß in verhältnismäßig kurzer Zeit die Rhinolaryngologie soweit entwickelten, daß sie sich heutzutage mit vollem Recht den übrigen Nebenzweigen der Chirurgie anschließt. Nach dem Scheiden Czermaks von Budapest waren Johann N. Tóth und ich bestrebt, in seine Spuren zu treten. Die Beschaffung eines entsprechenden Materiales war unsere erste und Hauptsorge. Im Rochusspital wurde damals die Primariusstelle der venerischen Abteilung frei. Diese hatte sich Tóth erworben und damit er sich auch mit Laryngoskopie beschäftigen könne, strebte er die Dozentur für die „Untersuchungen der an der Körperoberfläche mündenden Höhlen" an. Auf diese Art kam er dann auch zu Kehlkopfkranken, konnte aber diese Fälle nicht lange ausnutzen, da er schon nach 2 Jahren an Bauchtyphus starb.

Ich selber wollte mich für die praktische Rhinolaryngologie habilitieren und legte auch mein Gesuch mit dieser Absicht vor. Ich fand freundliches Entgegenkommen, da man das Zeit- und Zweckgemäße meiner Bitte einsah, da ich aber kein Material nachweisen konnte, wurde ich angewiesen, ein solches zu erwerben.

Die interne Klinik hatte damals nur 24, die chirurgische nur 20 Betten und diese waren nicht einmal für den Unterricht des Hauptfaches ausreichend. Im ganzen Gebäude war kein freier Fleck zu finden. Im II. Stock, an der Ecke der damaligen „Hatvani" und „Ujvilág", gegenwärtig „Semmelweiß" und „Kossuth Lajos"-Gasse in einem alten Jesuitenkloster waren außer den obigen zwei Kliniken noch die gesamten theoretischen Fächer und die für Ophthalmologen, Gynäkologen und Magister-Chirurgie dienenden aus einigen Betten bestehenden Kliniken zusammengepreßt. Hier waren außerdem die Anatomie, Pathologische Anatomie, Physiologie, Propädeutik, Gerichtliche Medizin, Allgemeine Pathologie und Pharmakologie, die Zoologie, Mineralogie und die Amtslokale des Professorenkollegiums, sowie die Zimmer der Assistenten untergebracht. Es konnte also hier weder Raum noch Material für die Rhinolaryngologie geschaffen werden. Im Rochusspital hingegen gab es Material zur Genüge. Hier erhielt ich wieder die Auskunft, daß nur Dozenten ordinierende Aerzte werden können. In dieser meiner Lage zwischen Scylla und Charybdis gab ich doch nicht nach und wies mit begründeten wiederholten Eingaben die Notwendigkeit der Rhinolaryngologie eben im Interesse der Kranken dieses öffentlichen Krankenhauses nach. — Nach zweijährigem erfolglosem Kompetieren kam ich auf den Gedanken, um die Erlaubnis zur wöchentlich nur zweimaligen Untersuchung der Nasen- und Kehlkopfkranken zu bitten, auch diese nur für die Dauer eines Jahres und zwar, falls ich während dieser Zeit die Dozentur nicht erlange, die Erlaubnis für automatisch als erloschen zu betrachten sei, ferner, daß im Falle der definitiven Erlangung dieser Erlaubnis ich meine Obliegenheiten im Spitale ohne Entlohnung verrichten würde, was ich auch während meiner ganzen 45 jährigen spitalärztlichen Tätigkeit aufrechthielt. Unter dieser Bedingung und daß die Untersuchungen nur mit der Einwilligung der betreffenden Abteilungschefärzte vorgenommen werden dürfen, erhielt ich dann die Erlaubnis.

Nach Vorweisung dieser Erlaubnis erhielt ich dann im Jahre 1865/66 die Dozentur für praktische Rhinolaryngologie. Das war die erste Dozentur für dieses Fach und im allgemeinen die dritte an der ärztlichen Fakultät (1. Emerich Póor, 2. Johann N. Tóth). Damit waren aber noch nicht alle Hindernisse beseitigt. Vormittags fand die Ordination und die ärztliche Visite unter der Leitung des Primärarztes, nachmittags von 2 bis 3 Uhr der Krankenbesuch, von 3 bis 5 Uhr die vom Sekundarius gehaltene Krankenvisite statt; es blieb somit nur der Abend, wo die Kranken schon der Ruhe bedurften, frei. Ich kündigte trotzdem Vorträge an. Unter meinen ersten Schülern waren Géza Mihálkovics und Josef Iszlay, mit welchen ich von Krankensaal zu Krankensaal ging, stets unsere Lampe und die sonstigen Untersuchungsbehelfe mitschleppend. Trotz dieser Schwierigkeiten schritt ich mit Freuden zur Arbeit, da man sich kaum mehr begeisterte und eifrige Schüler, als diese es waren, vorstellen kann. Bald darauf meldeten sich dann Julius Dollinger und Otto Pertik, später Högyes und Irsay.

Da sich die Spitalsleitung von diesen unhaltbaren mißlichen Verhältnissen überzeugte (indem die Abhaltung der Demonstrationen und Vorträge nicht allein von der Einwilligung des Chefarztes und der Kranken, sondern auch nicht selten von der guten Gesinnung des Pflegepersonals abhängig war), stellte sie die im Parterre Nr. 8 für Magazinzwecke dienenden Räume der Rhinolaryngologie zur Verfügung. Diese Räume, welche aus einem größeren und einem kleineren Zimmer bestanden, änderte ich dann auf eigene Kosten derart um, daß ich den größeren Raum in zwei kleine Zimmer, jedes zu 4 Betten, und den kleineren zu Untersuchungen ausgestaltete. In den auf diese Art hergerichteten 2 Zimmern habe ich zwar ziemlich gedrängt, aber doch 8 Betten untergebracht, vier Betten für Männer und vier für Frauen. Dies war die erste selbständige Ordination bzw. Abteilung für Nasen- und Kehlkopfkranke in unserer Heimat.

In diesen Räumen lag bis zu seiner Erschöpfung Petöfis Sohn Alexander, hier führte ich meine ersten Tracheotomien aus und zwar unter der Assistenz von Dollinger und Hochhalt. Hier haben wir jenen ersten seltenen Fall von Kehlkopftrichinose bei einer an Marasmus leidenden Frau beobachtet, wo wir dann die langsam eingetretene Posticuslähmung und die Leichenstellung der Stimmbänder beobachten konnten. Die Kranke starb unter den Symptomen einer Lungenentzündung, und die Obduktion sowie die histologische Untersuchung des Kehlkopfes, welche von Dollinger ausgeführt wurde, konstatierte Trichinose der Larynxmuskeln.

Die Krankenbetten waren stets belegt. Die Zahl der Ambulanten nahm von Tag zu Tag zu, so daß die Kranken in großen Gruppen auf den Gängen herumstehen mußten. Das rege Interesse der Kranken hatte bei vielen Laien, selbst auch bei Aerzten zu der Ansicht geführt, daß Navratil selbst die Kehlkopfkranken „mache", obwohl die rasche Entwicklung der Hauptstadt und vielleicht auch die dargebotene ärztliche Hilfe dieses Rätsel, die stete Zunahme der Kranken, leicht hätten erklären können.

Da sich auch diese Räume als eng erwiesen, ließ der Magistrat auf Vorschlag des Krankenhausdirektors Ludwig Gebhardt auf Grund meiner begründeten Eingabe die im zweiten Stockwerke des Spitals befindlichen zwei Krankensäle Nr. 44 und 45, ferner 2 kleinere Zimmer als Nasen- und Kehlkopfabteilung einrichten, welche auch bis zum heutigen Tage mit 24 Betten fortbesteht (14 für Männer und 10 für Frauen), außerdem einen kleineren Warteraum und ein Ordinationszimmer, wo ich die Operationen vornahm. Die Behandlung der Kranken besorgte außer mir noch ein Assistenzarzt der 1. chirurgischen Abteilung. Die Ambulanz versah ich und operierte da mit dem Spitalpraktikanten.

Seit dem Jahre 1897 wurden zum Zwecke des Universitätsunterrichtes auf Vorschlag des Ministers für Kultus und Unterricht als Entlohnung eines Fachgehilfen 1600 K ins Landesbudget eingestellt, außerdem eine Praktikantenstelle und zur Beschaffung der notwendigen Instrumente jährlich 1000 K bewilligt. Zufolge dieser Maßnahme kam die rhinolaryngologische Abteilung mit der Universität in organischen Zusammenhang und auf diese Art wurde es ermöglicht, daß der Universitätsunterricht und die Krankenbehandlung mit den Fortschritten der Wissenschaft Schritt halten und ich meinem Nachfolger Instrumente im Werte von 11 000 K übergeben konnte.

Gelegentlich der Wanderversammlung der Aerzte und Naturforscher im Jahre 1865 in Preßburg veröffentlichte ich meine erste Abhandlung: „Ueber die lokale Behandlung der Kehlkopfleiden mit Hilfe des Kehlkopfspiegels", und emittierte gleichzeitig eine Subskriptionsliste für ein größeres Werk: „Kehlkopfleiden". Der jede wissenschaftliche Bestrebung begeistert unterstützende Koloman v. Balogh allein hatte mir 200 Subskribenten gesammelt. Der erste Subskribent war Balassa. Das Werk, welches alle Kehlkopfleiden klinisch, die Diagnostik, Pathologie und Therapie derselben auf laryngoskopischer Grundlage behandelte, erschien anfangs 1866 auf 586 Blattseiten mit zahlreichen Holzschnitten im Verlag von Gustav Emich in Budapest.

Kaum erfuhr Czermak vom Erscheinen meines Werkes und der Absicht, dasselbe auch in deutscher Sprache zu publizieren, ermunterte er mich hierzu in folgenden Zeilen (s. S. 24 und 25).

Im Jahre 1867 erschien von mir die erste „Rhinoskopie" in ungarischer Sprache mit mehreren unter den Text gedruckten Holzschnitten.

Der Unterricht und die Erlernung der Rhino-Laryngo-Chirurgie ging auf diese Art bis 1878 mit genügendem Erfolge vorwärts, als der Unterricht unerwartet unter bessere Verhältnisse geriet. In diesem Jahre wurde die Primariusstelle der I. chirurgischen Abteilung vakant, für welchen Posten ich ernannt wurde. Ich konnte nun über einen großen Operationssaal, Sterilisierraum, genügende Assistenz und reichliches Krankenmaterial verfügen. Die rhinolaryngologische Abteilung war nun als eine Filiale der großen chirurgischen Abteilung mit derselben innig verbunden und zum ergänzenden Teil derselben geworden. In der Filiale wurden jährlich 380—400 stationäre und etwa 4000—4500 ambulante Kranke behandelt. Die Anzahl der stationären chirurgischen Kranken stieg in ein paar Jahren bis 1400—1600, die der Ambulanten auf 8—10 000 Personen.

Die günstig eingerichteten Räumlichkeiten und das reichliche Krankenmaterial ermöglichten es, besonders als mein Kollegium auch auf die Chir-

[handwritten letter:]

behandelt werden. Dagegen wird der
Arzt dessen, was Sie ihm bieten wollen,
nie genug bekommen.

Ich werde mich sehr freuen von Zeit zu
Zeit einige Bogen des Manuskriptes
zu erhalten und verspreche Ihnen mit
Vergnügen eventuell eine bemerkung
und Aufklärungen mitzutheilen! —
Grüßen Sie bestens Prof. Balogh
und seien Sie selbst gegrüßt von
Ihrem Sie

hochschätzenden

Czermak

---

urgie des Kopfes und Halses erweitert wurde, daß der Unterricht der Nasen- und Kehlkopfleiden mit dem Unterricht der mit denselben mehr oder weniger zusammenhängenden, bzw. dieselben bedingenden chirurgischen Krankheiten in Zusammenhang gebracht wurde. Hier habe ich und meine Assistenten die Radikaloperation der Stirn- und Nasenhöhlen gemacht, die Fibrome und Sarkome des Nasenrachenraums entfernt, submuköse Resektionen des Septums bei Spina und Deviation vorgenommen und Staphylorrhaphien ausgeführt, ferner Uranoplastiken und nahezu 4000 Tonsillo- und Tonsillektomien gemacht. Wir operierten Kehlkopfpolypen und Geschwülste durch den Mund und mit der Laryngofission, machten Kehlkopfresektionen und Exstirpationen, operierten außerdem Strumen und Geschwülste, die den Kehlkopf und die Luftröhre komprimierten und führten Kehlkopf-Luftröhrenplastiken, sowie mehr als 1000 Laryngo-Tracheotomien aus.

Ich komme in Versuchung jene hervorragenden Fachmänner zu erwähnen, welche durch ihre vorzügliche literarische Tätigkeit die Rhinolaryngologie in jüngster Vergangenheit und in der Gegenwart auf das Niveau der übrigen medizinischen Fächer gehoben haben; dies würde mich jedoch von meinem vorgenommenen Ziel abführen und dies ist: Erinnerungen an die Schwierigkeiten des Anfanges und an die immer mehr in Vergessenheit geratenden Ereignisse desselben zu bringen, denn die Koryphäen unseres Faches kennt und würdigt auf Grund ihrer erreichten Erfolge die heutige Generation auch ohnehin.

Beiträge zur rhinolaryngologischen Chirurgie.

Bevor ich auf die Besprechung eingehe, will ich in kurzen Zügen nur jene Versuche erwähnen, welche ich im Jahre 1870 behufs Feststellung der Funktion der Kehlkopfnerven, besonders des N. accessorius Willisii an drei großen Katzen und sechs Hunden vorgenommen habe.

Das Resultat meiner Versuche war folgendes:

1. Nach der Resektion des N. recurrens an einer Seite trat die Lähmung des entsprechenden Stimmbandes auf. Nach der Resektion der beiden Recurrentes nahmen die Stimmbänder die Kadaverstellung ein, doch machten deren Ränder beim Ein- und Ausatmen Schwingungen.

2. Nach der Resektion des oberen Kehlkopfnerven erschlaffte an der entsprechenden Seite das Stimmband, bei der Phonation hatte sich der freie Rand eingebogen und beim Bellen bzw. Knauffen nicht angespannt (Paralysis musc. cricothyreoidei). Die Schleimhaut erwies sich für Berührung unempfindlich.

3. Die Durchtrennung des Nervus Willisii am Halse hatte auf die Funktion der Kehlkopfmuskeln keinen Einfluß.

Diese Versuche habe ich später behufs Komplettierung an sechs Hunden und drei Katzen wiederholt. Bei sechs Tieren habe ich den oberen Kehlkopfnerven durchtrennt. Die Tiere waren nach der Narkose heiser und mittels direkter Laryngoskopie fand ich, daß auf der dem durchschnittenen und teilweise herausgenommenen Nerven entsprechenden Seite das Stimmband, wie oben, erschlafft war. Nach der Durchtrennung des äußeren Astes des oberen Kehlkopfnerven habe ich dieselbe Veränderung beobachten können. Nach der Durchtrennung des inneren Nervenastes war die Schleimhaut für Berührung unempfindlich. Nach der Durchtrennung des unteren Kehlkopfnerven und des äußeren Astes des oberen Kehlkopfnerven nahm das entsprechende Stimmband und der Kannenknorpel die Mittelstellung zwischen Verengerung und Erweiterung an, es kam die Kadaverstellung, die vollständige Erschlaffung aller Muskeln der betreffenden Kehlkopfhälfte zustande.

Und nun will ich auf den zweiten Teil meines Studiums übergehen, d. h. auf die Versuche behufs Feststellung der Funktion des Nervus accessorius.

Diese Versuche habe ich an 16 großen Hunden ausgeführt. In 6 Fällen habe ich die im Wirbelkanal verlaufenden Fasern des Accessorius durchtrennt, zum Teil auch herausgeschnitten, und zwar bis zu jener Stelle, wo der Nerv durch das Foramen occipitale magnum in die Schädelhöhle eintritt. Nach diesen Durchtrennungen war das Tier nicht mehr imstande sich mit der betreffenden Körperhälfte aufzustellen, aber an der Stimme und auch bei der Kehlkopfuntersuchung konnte keine Abweichung von der Norm nachgewiesen werden. Es war noch der schwierigste Teil des Versuches nachzuweisen, namentlich ob der Nervus accessorius schon vor dem Foramen jugulare die Kehlkopfmuskeln innervierende Fasern besitzt oder dieselben erst nach dem Eintritt in dasselbe vom Vagus erhält! Dies konnte nur so entschieden werden, wenn der Nervus accessorius noch vor dem Eintritt in das Foramen jugulare innerhalb des Schädels durchtrennt wurde, da im bejahenden Falle der Nerv die motorischen Fasern noch innerhalb der Schädelhöhle aufnehmen, während der Nerv im entgegengesetzten Falle die den Kehlkopf erweiternden oder verengernden Fasern nach dem Eintritt ins Foramen jugulare, nicht dem Vagus übergeben, sondern von demselben übernehmen müßte, und dies war das Wesen der Frage.

Zu diesem Versuch benötigte ich 10 Tiere, denn zufolge der Schwierigkeiten dieser Operation mißlang der Versuch bei 5 Tieren. Ich unterlasse die ausführliche Beschreibung der Operation und erwähne nur, daß ich gezwungen war, den hinteren Teil des Atlas abzutragen und den Schädel zwischen dem Sinus transversus und dem Eintritt der Art. vertebralis vorsichtig auszumeißeln, damit ich den Blutleiter oder das Gefäß nicht verletze. Durch die auf diese Art erzeugte schmale Lücke habe ich dann den Nerv durchtrennt und selbst in 2 Fällen herausgeschnitten. Nach anderthalb Tagen tötete ich das Tier und die Obduktion ergab, daß der Nerv wirklich durchtrennt bzw. herausgeschnitten war. Ich bemerke, daß die vor der Tötung des Tieres zu wiederholten Malen vorgenommenen Untersuchungen an der entsprechenden Kehlkopfhälfte keine Abnormität zeigten.

Das Resultat dieser Experimente steht zu den Resultaten der Untersuchungen von Claude-Bernard und Bischoff, laut welchen die Extensoren des Kehlkopfes vom Nervus accessorius Willisii versehen werden, im Gegensatz. Ihr Irrtum kann daher stammen, daß sie den Nerv an der Stelle, wo er das Foramen jugulare verläßt, also an einem Punkt, wo der Nerv bereits die motorischen Fasern vom Vagus aufgenommen hatte, herausgerissen haben; es ist aber auch möglich, daß beim Herausreißen auch der Vagus selbst geschädigt wurde. — Gleiche Experimente führten später Grabower und Onodi aus und auch diese Experimentatoren gelangten zum selben Resultat wie ich.

Meine Erfahrungen bezüglich der Behandlung der einzelnen Nasen- und Kehlkopfleiden und die hierbei erzielten Resultate beginne ich mit der Ozaena. Diese ist eine der hartnäckigsten und im gesellschaftlichen Verkehr quälendsten Erkrankungen; als Ursache derselben nahm man bald eine trophische Störung des entsprechenden Trigeminusastes, bald eine Eiterung (Lues, Tuberkulose-Skrofulose) der Nebenhöhlen der Nase an. Neuerdings haben Perez, dann Hofer im Ozaenasekret angeblich den nach ihnen genannten Coccobazillus als den eigentlichen Erreger der Ozaena gefunden. Sie fanden, daß der durch Reinkultur gezüchtete Bazillus denselben Fötor wie das Sekret der genuinen Ozaena verbreitet, daß ferner durch die intravenöse Injektion des Coccobazillus bei Tieren eine örtliche entzündliche Schwellung an der Schleimhaut der Nasenmuscheln entsteht, mit der dann später eine vollständige Atrophie einhergeht. Sie hoffen, daß mit der intravenös eingeführten Vaccine der Ozaena prophylaktisch und auch therapeutisch beizukommen wäre.

Die mit der Ozaenavaccine vorgenommene Behandlung befindet sich derzeit noch im Stadium des Experimentes. Solange aber der praktische Rhinolog nicht die Gewähr eines sicheren Erfolges dieses Verfahrens besitzt, kann und wird er sich nur jenes Verfahrens bedienen, welches ihm bisher die Möglichkeit der Linderung eventuell der Heilung der Ozaena darbot.

Die erste und wichtigste Aufgabe der Behandlung bildet die Verhinderung der Krustenbildung und damit die Beseitigung des üblen Geruches. Die beabsichtigte Verengerung der Nase durch submuköse Paraffininjektionen führt nicht immer zum angestrebten Ziel. Ein Erfolg kann nur dann erwartet werden, wenn die Schleimhaut und das submuköse Gewebe noch nicht völlig atrophisch sind, da im entgegengesetzten Falle die atrophische, leicht reißende Schleimhaut gern nekrotisiert und sich das Paraffin infolgedessen entleert.

Ich habe in meiner langen Praxis dieses Leiden mit ziemlichem Erfolg auf nachstehende Art behandelt, natürlich nur in jenen Fällen, wo die Schleimhaut noch nicht atrophisch war. Ich entfernte die die Nase verlegenden Krusten und führte an der Nasenschleimhaut mit einem auf den Gottsteinschen Tampontrager applizierten, in Hydrogensuperoxyd getränkten Wattebausch massierende Bewegungen aus. Diese Prozedur wiederholte ich mit stets frischen Lösungen so lange, bis die Schleimhaut leicht zu bluten begann. Zum Zwecke der häuslichen Behandlung empfahl ich schwächere H_2O_2-Nasenwaschungen. Nach solcher mehrmonatiger Behandlung wurde die durch die Massage irritierte Schleimhaut geschwellt und sukkulent. Die Krustenbildung schwand und damit auch der üble Geruch. Ich lenkte gleichzeitig meine Aufmerksamkeit auf die außer der Ozaena noch bestehenden Krankheiten (Blutarmut, Tuberkulose und Disposition für dieselbe), behandelte und heilte womöglich auch diese. Bei atrophischer Schleimhaut erwiesen sich häufige

Nasenspülungen und die Anwendung von Fett unter anderem als die noch am meisten entsprechende lindernde Behandlung.

Bei Störungen der Atmung durch die Nase war mein Eingriff, wenn selbige durch Synechien bedingt waren, naturgemäß ein chirurgischer. Diese Synechien waren angeborene, partielle und totale. Die nicht angeborenen sind durch Pocken, Lues oder Lupus bedingt. Falls sie sich nur auf den Naseneingang beschränkten, habe ich denselben durch seitliche Durchtrennung des Nasenflügels und Lösung der narbigen Verwachsungen freigelegt und, nachdem ich ein steriles Hartgummirohr eingelegt hatte, die Wunde am Nasenflügel vernäht. Wenn aber die Verwachsung eine tiefgreifende war, bin ich mit einem den Nasenrücken spaltenden Schnitt eingedrungen, habe die Narben gelöst und herausgeschnitten und die Heilung durch einen transplantierten Thierschschen Lappen erreicht. Wenn die Narbenbildung stark ausgebreitet war und ich vom Thierschschen Lappen keine Epithelisierung erwarten konnte, führte ich ein entsprechendes Gummirohr ein und ließ dasselbe so lange Zeit liegen, bis die auf diese künstliche Art erzeugte wuchernde Fläche sich epithelisierte. Dieses Verfahren hatte nur dann einen Erfolg, wenn nebst peinlichster Reinhaltung und häufigem Wechsel des Gummirohres Arzt und Patient mit Zeit und Geduld nicht sparten.

In Rhinosklerom- oder Chylosklleromfällen gab ich mich mit der Exzision der infiltrierten Partien nicht zufrieden, sondern nahm auch einen kleinen Teil des gesunden Gewebes mit und deckte den auf diese Art entstandenen Defekt aus der Nachbarschaft plastisch. Die in der Tiefe der Nasenhöhle liegenden Herde zerstörte ich mit dem Galvanokauter. Von den Fibrolysin- bzw. Thyosinamineinspritzungen in die krankhaft veränderten Gewebe habe ich nur in Skleromfällen von geringer Ausdehnung etwas Erfolg gesehen. Bei beginnender Sklerosierung der Kehlkopfstimmbänder habe ich die O'Dwyersche Intubation mit Erfolg verwendet. Nach mehrwöchiger derartiger Behandlung ging der sklerotische Prozeß zurück und die Kehlkopfverengerung wurde besser. In jenen Skleromfällen, wo stärkere Atembeschwerden eingetreten waren, spaltete ich nach vorheriger Tracheotomie den Kehlkopf, entfernte die Sklerombildung und transplantierte, falls dieselbe nicht zu tief gedrungen war, Thiersche Lappen in den Kehlkopf.

In letzter Zeit habe ich bei Nasen- und Lippensklerom, bevor ich zum chirurgischen Eingriff überging, Bestrahlungen mit X-Strahlen vorgenommen, und so gelang es mir auch die Geschwülste zu verkleinern und zum teilweisen, aber nicht gänzlichen Schwund zu bringen. Die restierende Geschwulst entfernte ich dann auf die oben erwähnte Art chirurgisch. Ich glaube, daß man mit Mesothorium noch mehr Erfolg haben würde.

Zur Entfernung der adenoiden Vegetationen im Nasenrachenraum habe ich die Gottsteinsche Curette stets zweckmäßig gefunden. Bei einiger Geschicklichkeit kann man mit einmaliger Einführung derselben die mittleren und seitlichen Vegetationen entfernen. Bei Kindern sind gleichzeitig neben den Vegetationen auch Mandelvergrößerungen vorhanden. Ich empfehle aber dieselben ja nicht in einer Sitzung zu entfernen, da die Blutung aus den an mehreren Stellen angelegten Wunden leicht zum bösen Ende führen kann. Ich hatte Gelegenheit einen Fall zu beobachten, in welchem ein Kollege mit einem Schlag Abhilfe schaffen wollte und mit den Adenoiden gleichzeitig auch die beiden vergrößerten Mandeln entfernte und der kleine Kranke zufolge des erlittenen großen Blutverlustes nach 2 Tagen starb. Die Operation habe ich niemals in allgemeiner Narkose ausgeführt.

In jenen Fällen von Fibrom und Fibrosarkom der Nasenrachenhöhle, wo die Geschwulst infolge ihrer Größe den ganzen Raum erfüllte, habe ich in einem Falle, wo ich konstatierte, daß das Fibrom nicht auf breiter Basis saß und ziemlich mobil war, folgendes Verfahren angewendet: Nach vorheriger Spaltung des Gaumenbogens drehte ich die Geschwulst mit einer starken Schlinge von ihrer Basis ab und vereinigte gleich darauf den gespaltenen Gaumenbogen. Die Geschwulst war von der Größe einer starken Faust. Die Wunde am Gaumenbogen heilte per primam. — In einem anderen Fall habe ich ein gleichartiges Fibrom mit der galvanokaustischen Schlinge entfernt. Mein Verfahren war folgendes: Durch den einen Nasengang führte ich einen entsprechenden, dicken, jedoch biegsamen Platindraht und schob diesen so tief hinunter, bis die Schlinge im Rachen unter der Uvula erschien. Nun führte ich den Zeige- und Mittelfinger meiner linken Hand in den Mund ein und schob mit denselben die Schlinge an der Vorderfläche der Geschwulst bis zur Basis hinunter und schnürte sie zusammen. Die in dem Nasengang befindlichen Schenkel der Schlinge habe ich, um etwaigen Verbrennungen vorzubeugen, mit einem Gummirohr überzogen. Schließlich verband ich die Drähte mit der Batterie und trennte die Geschwulst auf die bekannte Art von ihrer Basis. Mit diesem Verfahren entfernte ich mehrere, ausgebreitete, jedoch mit schmälerem Stiel versehene Fibrome des Nasenrachenraumes mit Erfolg.

In weiteren Fällen, wo das Fibrosarkom auf breiter Basis aufsaß, wurde die Operation bei herabhängendem Kopf und in Narkose von meinem gewesenen Honorar-Assistenten Dr. Morelli folgendermaßen ausgeführt: Der Alveolarfortsatz des Oberkiefers wurde mit dem Bohrer durchlöchert und der Kiefer dann mit einer durch diese Lücke geführten Kettensäge durchsägt, ferner nach Spaltung des Gaumenbogens beiderseits aus denselben ein $3^{1}/_{2}$ cm langes und $2^{1}/_{2}$ cm breites Knochenstück herausgemeißelt. Durch die auf diese Art gewonnene Oeffnung konnte dann das Fibrosarkom durch das galvanokaustische Messer von seiner Basis abgetrennt werden. Trotz des galvanokaustischen Verfahrens konnte die Geschwulst infolge der eingetretenen Blutung und deren Stillung erst nach längerer Zeit entfernt werden. Nach der Entfernung des Fibrosarkoms wurde der Gaumenbogen mit einigen Nähten vereinigt, und der Kranke verließ nach 3 Wochen geheilt das Spital. Trotz dieses günstigen Erfolges habe ich selbst diese Operation der langen Dauer und großen Mühe wegen nicht vorgenommen und das Fibrosarkom auf die bekannte Art nach temporärer Resektion des linken Oberkiefers entfernt und zwar wenn es nicht blutreich war, mit dem Messer, anderenfalls durch die Galvanokaustik. Die Operation von Partsch haben wir wegen Sarkom in 2 Fällen ausgeführt. In einem Falle verheilte der Kieferfortsatz mit dem Oberkiefer per primam, im andern Falle erst nach mehreren Wochen.

Bei einem Fall von Lymphadenom, welches von der Größe des Kopfes eines Neugeborenen war und die Mundhöhle, nach oben selbst den Nasenrachenraum ausfüllend, den Kehldeckel nach unten verdrängend, sich bis zum oberen Kehlkopfraum erstreckte, Atem- und Schluckbeschwerden verursachte, führte ich folgenden operativen Eingriff aus. Ich faßte die leicht reißende Geschwulst mit einer langen, starken Muzeux-Zange, zog dieselbe heraus und nach unten und schnitt nach gelungenem Hervorziehen aus derselben mit einer nach der Fläche gekrümmten großen Schere Stücke heraus. Zufolge der stets eingetretenen starken Blutung konnte man immer nur Partien derselben entfernen. Nach 2 bis 3 Wochen, als der Patient an Kräften etwas zunahm, habe ich dann auf obige Art neuere Geschwulststücke herausgeschnitten. Auf diese Art konnte ich dann die Geschwulst, welche von der rechten oberen Rachenwand ausgegangen war, in 5 Sitzungen mit Intervallen von 2—3 Wochen gänzlich entfernen. Die histologische Untersuchung ergab ein Lymphadenom.

In Fällen von ausgebreiteter Strumitis, wo die außerordentlich vergrößerte entzündliche Schilddrüse aus ihrer normalen Lage verschoben und die Trachea teilweise komprimierend Atembeschwerden verursachte, griff ich sofort, um die Luftwege freizulegen, zur Tracheotomie. Diese gelang nicht immer leicht, da die Geschwulst die Trachea gänzlich verdeckte. Es gelang mir jedoch, den einen Schildknorpel zu tasten, und nun legte ich diesen frei, drang womöglich stumpf auf den Ringknorpel ein, dabei stets die Blutung stillend. Nach der Durchtrennung des Ringknorpels führte ich in die Wunde sofort eine Königsche Kanüle ein. Kurze Zeit nach dem Eintreten freierer Atmung hörte auch die Blutung auf. Die entzündlich geschwollene Schilddrüse ging dann gewöhnlich in 10—14 Tagen von selbst bis auf Faustgröße zurück. Der Kehlkopf und die Luftröhre nahmen ihre normale Lage ein und die Kanüle konnte entfernt werden. Die Kranken verließen gewöhnlich am Ende der vierten Woche mit bedeutend kleinerer Schilddrüse des Spital.

In einem Falle von Strumitis syphilitica, wo die bedeutend vergrößerte Schilddrüse Erstickungsanfälle verursachte, eröffnete ich den Kehlkopf auf obige Art. Da aber die Geschwulst trotz des Kehlkopfschnittes und der hierdurch bedingten freieren Atmung nicht zurückgehen wollte, nahm ich Bepinselungen mit Jodtinktur vor, worauf sich eine geringe Abnahme der Geschwulst zeigte. Mit Rücksicht darauf verordnete ich, obwohl beim Kranken sonst überhaupt keine Anzeichen einer vorausgegangenen Lues vorhanden waren, Quecksilbereinreibungen. Die Geschwulst ging schon am Ende des zweiten Zyklus bedeutend zurück, und es blieben nach Schluß des fünften Zyklus nunmehr kaum merkliche Spuren zurück. In einem zweiten schweren Fall, wo die große Geschwulst ebenfalls starke Atembeschwerden verursachte, wurde die Atmung nach vorgenommener Cricotracheotomie zwar freier, aber der Kranke starb trotzdem eine Woche später an Lungenentzündung. Die Obduktion, welche von Prof. Scheithauer ausgeführt wurde, ergab eine luetische Entzündung der Schilddrüse.

In einigen Fällen haben wir krebsige Entartung und in einem Falle ein Sarkom der Schilddrüse beobachtet. Die in den Krebsfällen ausgeführte Operation hatte für längere Zeit eine günstige Wirkung. Es trat jedoch zumeist eine Rezidive auf. In den Sarkomfällen kamen ziemlich bald Rezidiven zustande, welche den Tod des Kranken verursachten. In Fällen von Struma cystica waren die Operationen stets von einer Heilung per primam begleitet. Es kam niemals eine Recurrenslähmung zustande. — Nach Operationen von Struma parenchymatosa und vascularis, besonders aber bei jenen von Colloidstrumen konnten wir Verletzungen des Recurrens, obwohl darauf strenge geachtet wurde, nicht immer vermeiden, da in solchen Fällen der Recurrens in die Geschwulst eng eingebettet war. Die genaue Untersuchung der entfernten Geschwulst ergab aber stets in solchen Fällen einen fast völligen Schwund der Recurrensfasern.

Bei den äußerst seltenen Fällen von fibrösen Strumen fand ich bei der Operation an der Luftröhre und zwar besonders an der vorderen Wand derselben einen durch Druck verursachten Decubitus. In solchen Fällen habe ich, damit die Luftröhre nicht winkelig einknicke, Jodoformgaze in die Wunde eingelegt und bis zu jenem Zeitpunkt, wo **das** die Luftröhre deckende Gewebe schon eine genügende Stützwand bildete — was auch gewöhnlich in einigen Wochen erfolgte — die Wunde nicht geschlossen. — Da ich stets einen ziemlichen Teil der Schilddrüse **zurück**ließ, sah ich in keinem Falle das Auftreten eines Myxödems.

Während meiner Tätigkeit habe ich zirka 4000 Tonsillotomien und Tonsillektomien ausgeführt und ich gewann die Ueberzeugung, daß die Tonsillen keinen so integrierenden Bestandteil des Organismus bilden, als dies einzelne Autoren auf Grund der neueren Forschungen behaupten. Ich habe nach der Entfernung der Tonsillen niemals mit diesem Verfahren zusammenhängende Ausfallserscheinungen beobachtet, sondern machte im Gegenteil die Erfahrung, daß die schwach entwickelten, blutarmen Kinder von drüsiger Konstitution sich bald nach der Operation erholten und an Kräften zunahmen, als ob ihr Organismus von einem behindernden Faktor befreit worden wäre.

Von den durch die Tonsillitiden bedingten Erkrankungen sind die Polyarthritis uud Nephritis die häufigsten und ich habe deshalb in jenen Fällen, wo diese Erkrankungen nach Mandelentzündungen entstanden waren, stets die Entfernung der Mandeln in einem gesunden Intervall empfohlen. Wenn besonders bei Kindern häufig rezividierende, mit hohem Fieber einhergehende Mandelentzündungen den Organismus schwächten, so trat die Tonsillotomie sozusagen aus vitaler Indikation in den Vordergrund. Eine in jeder Beziehung sichere Indikation läßt sich für die Tonsillotomie und Tonsillektomie nicht gut stellen. Ich glaube, daß die Tonsillotomie dann indiziert ist, wenn die hypertrophische Mandel nicht allzu kompakt ist und keine mit hohen Temperaturanstiegen verbundenen Fiebererscheinungen verursacht. Im entgegengesetzten Falle, wenn häufige und mit hohen Temperaturen einhergehende Mandelentzündungen den Kräftezustand des Kranken herabsetzen, ist die Tonsillektomie indiziert. Eine bestimmte Indikation zur Tonsillotomie bilden die hypertrophischen Mandeln und die im Anschlusse an dieselben auftretenden Atmungsanomalien, die erschwerte Atmung.

Obwohl viele behaupten, daß die Nephritis oft mit den einfachen follikulären Tonsillitiden im Zusammenhange steht, habe ich doch diese Fälle nicht für einfache, sondern für skarlatinöse Tonsillitiden, von einer Scarlatina sine axanthemate ausgehend angesehen. Ich habe nach zahlreichen Tonsillotomien und Tonsillektomien nur in einigen Fällen Nachblutungen beobachtet und auch in diesen Fällen konnte nachträglich bewiesen werden, daß diese Bluter, hämophile Personen waren. Eine unbedingte Kontraindikation der Tonsillotomie bildet die entzündete oder blutreiche Tonsille, ferner die Hämophilie. Im Falle einer Blutung aus denselben habe ich bei Leuten mit magerem Hals die Kompression der Carotis gegen den Wirbelkörper vorgenommen, im übrigen ist es mir stets gelungen, die Blutung bei herabhängendem Kopf mit einer tiefen Umstechung zu stillen.

In letzter Zeit brennen mehrere Kollegen, die Blutungen befürchten, die hypertrophischen Tonsillen mit dem Galvanokauter ab oder sie spritzen adstringierende Mittel in dieselben ein oder sie entfernen die Tonsillen nur in kleineren Partien, auch mit dem Expressor. Letztere Methode besteht bekanntermaßen darin, daß der obere Pol der Mandel zuerst mit dem Freerschen Septumschleimhautmesser freigelegt und die mit dem Expressor ausgeschälte Mandel mit einer Zange gefaßt und sodann mit dem Evesschen Schlingenzusammenschnürer entfernt wird. All diese Methoden nehmen viel mehr Zeit in Anspruch als die Operation mit dem Tonsillotom oder mit der Hakenpinzette und dem Tenotom, welche bei sicherer Handhabung höchstens einige Sekunden in Anspruch nimmt. Es ist wohl möglich, daß die geübte Hand des

Spezialisten auch unter schwierigeren Umständen die hypertrophische Mandel sicher und rasch genug zu entfernen im stande ist, doch wird es dem praktischen Chirurgen gelegener sein, wenn er mit einem einfacheren Verfahren die Mandel sicher und rasch entfernen kann. Der nur einige Sekunden anhaltende Schmerz kann kaum in Betracht kommen und selbst vor diesem können wir den Kranken durch Einpinselung von Kokain vor der Operation bewahren. Bei der Entfernung der Tonsille war ich immer vorsichtig. Ich habe den Eingriff erst mindestens eine Woche nach der letzt überstandenen Tonsillitis ausgeführt und mich stets gehütet eine, wenn auch nur wenig hyperämische Mandel zu entfernen, da unangenehme Blutungen in solchen Fällen aufzutreten pflegen. Ich habe die Tonsillektomie niemals in rascher Aufeinanderfolge ausgeführt und stets abgewartet bis die Blutung aus der Wunde der einen Tonsille stand. Da ich die allgemeine Narkose für überflüssig hielt, wendete ich dieselbe in keinem meiner Fälle an.

Die richtige Einstellung des Instrumentes ist äußerst wichtig, damit die Lanze die Mandel nicht mehr als notwendig aus ihrem Nest heraushebe. Es ist ferner darauf zu achten, daß der untere Pol der Mandel in das ringförmige Instrument gut eingestellt und das Instrument — welches betreffs seiner Verwendbarkeit vor jeder Operation auszuproben empfehlenswert scheint — mit entsprechender Schnelligkeit gesperrt werde.

Wenn man auf diese Art die Guillotine richtig handhabt, erweist sich das Instrument besonders bei Kindern als sehr gut verwendbar. Beim Erwachsenen habe ich öfters die Hakenpinzette und ein starkes Tenotom verwendet, indem ich die hypertrophische Mandel mit ersterem hervorgezogen und mit letzterem dann durch einen kräftigen Schnitt abgetragen habe. Ich operierte niemals in allgemeiner Chloroform-Aethernarkose und auch nur in letzter Zeit in lokaler (Kokain) Anästhesie. Eine Verletzung des vorderen Gaumenbogens kann nur bei unsicherer Handhabung der Instrumente vorkommen. Bei meinen zirka 4000 Mandeloperationen wurde der Rachen in keinem Falle beschädigt.

Ich bin bei peri- und retrotonsillaren, ferner bei retropharyngealen Abszessen ein Anhänger der breiten Inzisionen, welche bei letzteren womöglich am tiefsten Punkte vorzunehmen sind. In die Abszeßhöhle habe ich nur deshalb locker Jodoformgaze geführt, damit sich die Oeffnung nicht rasch schließe. Ich empfehle die Auslöffelung derartiger Abszesse überhaupt nicht, da man durch die Einführung der Keime in die Blutbahn leicht eine allgemeine Infektion setzen kann. Die Auflöffelung ist auch im Uebrigen ganz überflüssig, da die Abszesse nicht chronisch sind und somit keine aus entzündlichem Bindegewebe gebildete Kapsel als Schutzdamm gebildet werden kann. Einzelne empfehlen und machen im Anschlusse an die Eröffnung des peritonsillaren Abszesses zugleich Ausschälung der Tonsille, angeblich mit gutem Erfolge (Desider v. Navratil).

Bei der Behandlung der Kehlkopfleiden war überhaupt mein Grundprinzip zur Behebung der Leiden, wo nur möglich, den endolaryngealen Weg zu wählen. Es trat auch nach meinen endolaryngealen Operationen niemals eine solche Blutung auf, welche nicht spontan stand. Der Grund hierfür liegt zweifellos darin, daß ich nicht in blutreichem Gewebe operierte. In solchen Fällen konnte ich nach vorheriger Laryngofission ohne jedwedes störendes Accidens die Operation vollenden.

Schon Tobold konstatierte, daß man sein Ziel durch die endolaryngeale Operation nicht immer erreicht. Er richtete anläßlich meiner in der Berliner klinischen Wochenschrift erschienenen Abhandlung: „Beiträge zur Therapie der Papillome des Kehlkopfes" ein Schreiben an mich, in welchem er mich aufforderte, unter die Mitarbeiter des von ihm und Oertel redigierten „Archiv für Krankheiten der Respirationsorgane" einzutreten und wo er erklärte: „Ihre Mitteilungen in der klinischen Wochenschrift habe ich mit um so größerem Interesse gelesen, als ich schon längst die Absicht hatte, auf die extralaryngeale Operation hinzuweisen, da wir uns, wie Sie ja auch gezeigt haben, nicht verhehlen dürfen, daß die laryngologischen Operationen nicht immer erschöpfend ausgeführt werden können. Erst wer viele und schwer zugängliche Fälle operiert hat, kann über die Schwierigkeiten laryngoskopisch operativer Ausführungen ein Urteil fällen."

Berlin, den 22. Dezember 1868.   Mit kollegialem Gruß:
Ihr ergebenster Dr. Tobold.

Noch mehr gilt dies für jene Fälle, wo schwere Atmung und Erstickungsgefahr bestehen. Sobald ich jedoch der Atmung freien Weg gemacht hatte und die durch die Operation verursachte Reaktion bereits zurückging, war ich sofort bestrebt, den Grund der behinderten Atmung auf endolaryngealem Wege zu beheben.

Wo es nur möglich war, wählte ich den unteren Luftröhrenschnitt, da ich es nicht nur für leichter fand, die Verengerung des Kehlkopfes zu behandeln, wenn ich den Schnitt nicht direkt im Bereiche der Striktur anlegte, als wenn ich die Eröffnung der Luftröhre von der erkrankten Stelle entfernt vornahm, und ich hatte reichlich Gelegenheit zu beobachten, wie schwer die mit dem Kehlkopfschnitt am Orte der Erkrankung operierten Kranken heilten. Manchmal konnte man zufolge der durch die Kanüle verursachten narbigen Veränderungen trotz aller Bestrebungen den Grund der Verengerungen überhaupt nicht beheben und die Kanüle nicht entfernen.

Im allgemeinen als Einleitung über die Behandlung der die Kehlkopfverengerungen verursachenden Leiden nur so viel: Ich war bestrebt, die Papillome des Kehlkopfes beim Erwachsenen auf endolaryngealem Wege zu entfernen und entfernte nur die flach verbreiteten und tief unter die Stimmritze greifenden, schwere Atmung verursachenden Papillome auf extralaryngealem Wege durch Laryngofission.

Die Bezeichnung „Laryngofissio" habe ich in die ärztliche Nomenklatur eingeführt. Andere Autoren haben die Benennung Laryngofissur oder Thyrotomie gebraucht. Meiner Ansicht nach drückt die Bezeichnung Laryngofissio allein richtig die Aktion, den operativen Eingriff aus, während das Wort Laryngofissur den hierdurch erreichten Erfolg, den Effekt der Operation, also eine bereits erfolgte Aktion bezeichnet.

Die Eltern der an Papillomen leidenden Kinder suchten gewöhnlich nur dann Abhilfe, wenn das Kind bereits schwer atmete, und ich führte auch aus diesem Grunde bei solchen zumeist nach vorheriger Tracheotomie die extralaryngeale Operation aus. Es gibt bis zum 10. Lebensjahr äußerst selten ein Kind, welches den endolaryngealen Eingriff mit der zur Operation notwendigen Geduld verträgt.

Nach der Durchführung der Laryngofission brannte ich die Wundfläche sowohl beim Erwachsenen als auch bei Kindern anfangs mit dem Galvanokauter, sah jedoch davon kein gutes Resultat. Als erfolgreicher erwies sich das Verfahren, das Papillom samt dem unterliegenden Gewebe mit einer feinen Pinzette aufzuheben und dieselbe mit einer entsprechenden feinen, nach der Fläche gekrümmten Cooperschen Schere herauszuschneiden. Dieses Verfahren konnte ich hauptsächlich nur beim Erwachsenen mit Erfolg ausführen, da man beim Kinde in dem kleinen Kehlkopfe nicht genügend Raum zu einem entsprechenden Eingriff findet. Solange die heutigen modernen Kehlkopfzangen mit Kraftübertragung noch unbekannt waren, führte ich die Operation mit dem scharfen Löffel durch den Mund aus.

Die Entfernung der Papillome auf diese Art konnte aber auch nicht in jedem Falle eine vollkommene Heilung bringen. Ich habe aus der Konsistenz der Papillome auf Grund meiner Erfahrungen bezüglich der Rezidive einen Schluß ziehen können, da ich beobachtet habe, daß die breit aufsitzenden Papillome von weicher Konsistenz eine bedeutend stärkere Neigung zur Rezidive zeigen als die harten.

Bei Erwachsenen kamen, wenn auch selten, krebsige Entartungen vor. Bezüglich des Entstehens der Rezidive habe ich die Erfahrung gemacht, daß, wenn ich „scharf" operierte, die Rezidive seltener war. Die Bestrahlung mit Röntgenlicht haben wir auch in einzelnen Fällen versucht, jedoch ohne besonderen Erfolg. Das in neuerer Zeit empfohlene Radium konnte ich nicht mehr versuchen. Es ist wünschenswert und zu erhoffen, daß die Versuche mit dem Mesothorium zu einem entsprechenderen Erfolg führen.

In jenen Fällen, wo nicht nur der Kehlkopf, sondern auch der obere Teil der Luftröhre von Papillomen befallen war, habe ich die Papillome mit der „Laryngo-tracheofission" entfernt und auf die Stellen der entfernten Schleimhautpartien Thiersche Lappen eingesetzt. Wenn dann der Lappen anheilte, zu welchem Behufe mindestens 6 Tage hindurch eine absolute Ruhe notwendig war, schlossen wir die Wunde. Es kam in diesen Fällen niemals eine Rezidive zustande. In Fällen von narbigen Strikturen starb der Thiersche Lappen ab und wurde abgestoßen.

Die Entfernung der Kehlkopfpolypen habe ich fast ohne Ausnahme auf endolaryngealem Wege ausgeführt. Zur Zeit, wo das Kokain noch nicht angewendet wurde, habe ich nach einiger Uebung Kehlkopfpolypen ohne jede Anästhesie mit vollem Erfolge entfernt. Sofort als das Kokain in Verwendung kam, habe ich es auch benutzt. Ich verwendete für diese Operation die Stoercksche Guillotine. Zum Zwecke der Entfernung der in der vorderen Kommissur oder unter derselben sitzenden Polypen habe ich das Instrument derart modifiziert, daß ich das Ende des Instrumentes, die eigentliche Guillotine mit der Konvexität nach unten halboval anfertigen ließ.

Die Laryngofission vermied ich selbst bei großen Polypen. Ich habe mein Ziel selbst in diesen Fällen durch wiederholte Eingriffe erreicht. Ich hatte jedoch auch viele Kehlkopfpolypenfälle, wo die starken Atembeschwerden eine Tracheotomie notwendig machten. In diesen Fällen entfernte ich, nachdem ich die freie Atmung durch die eingeführte Kanüle gesichert hatte, sofort die Geschwulst durch Laryngofission. Darin unterschied sich meine Operation in solchen Fällen von der Operation der Papillome des Kehlkopfes, daß ich bei jenen im Falle von Erstickungsanfällen einen Luftröhrenschnitt machte, und die Papillome auf endolaryngealem Wege entfernte, da ich die Rezidive für fast sicher hielt, während ich bei Polypen, mochten es weiche oder härtere fibröse sein, keine Rezidive befürchtete. In Fällen von bösartigen Krebsgeschwülsten bin ich ein Anhänger der Radikaloperation. Ich empfehle jedoch bei Erkrankungen der einen Hälfte des Kehlkopfes nicht die totale, sondern die partielle Exstirpation des Kehlkopfes, den Schnitt natürlicherweise im Gesunden führend.

In inoperablen Fällen habe ich für die Aufrechterhaltung der Atmung, die Linderung der Schluckbeschwerden und eventuell auch für künstliche Ernährung vorgesorgt. In Krebsfällen ist die histologische Untersuchung äußerst wichtig. Ich habe mir stets eine Orientierung über die relative Gutartigkeit der Geschwulst verschafft, meine Erfahrung hat in diesen Fällen das Fehlen der verhornenden Epithelperlen und der krebsigen Inselbildungen bestätigt, dementsprechend habe ich auch noch das klinische Bild, den Beginn der Erkrankung, das Aussehen der Geschwulst und den allgemeinen Zustand des Kranken in Betracht gezogen.

Bei krebsiger Enartung einer Kehlkopfhälfte bin ich — das Fehlen der oben erwähnten Epithelperlen und ein günstiges klinisches Bild stets vorausgesetzt — auch deshalb kein Anhänger der totalen Exstirpation, weil, während diese durch die partielle Operation heilen kann — und zu dieser Aussage berechtigen mich mehrere mit Erfolg operierte Fälle, in welchen selbst nach 7—9 Jahren keine Rezidive eintrat —, Krebse auch nach der Totalexstirpation des Kehlkopfes rezidivieren können. Ferner prüfe man, bevor man die Laryngektomie indizieren und ausführen will, genau den Gesamtzustand, denn wir bereiten dem Patienten, wenn die Operation nicht unbedingt nötig ist, ein ewig stummes und bedauerliches Dasein.

Bei der Exstirpation einer Kehlkopfhälfte kam das Rezidiv zumeist in den Fällen von verhornenden Epithelkrebsen vor, aber bei diesen war die Gefahr einer Rezidive auch nach der Totalexstirpation genau so groß. Eine Totalexstirpation habe ich daher nur in jenen Fällen vorgenommen, wo ich trotz genauester Untersuchung die regionären Drüsen intakt fand und keine Metastase nachweisen konnte.

In letzter Zeit führt Gluck auch die Totalexstirpation des tuberkulösen Kehlkopfes aus. Eine rationelle Indikation zu dieser Operation kann aber meiner Ansicht nach nur dann aufgestellt werden, wenn die Lungen relativ gesund sind.

Die Sarkome des Kehlkopfes sind seltener und wenn sie auch vorkommen, sind sie zumeist Metastasen. Meine hierher gehörenden und operierten paar Fälle nahmen trotz aller Vorsicht einen ungünstigen Verlauf. Sowohl bei den Fällen von Krebs als auch bei jenen von Sarkom wäre, solange der Prozeß noch am Anfang steht, die endolaryngeale Verwendung des Mesothoriums angezeigt. Wenn aber der Prozeß schon weiter vorgeschritten ist und bereits Kehlkopfverengerung verursacht, könnte — stets vorausgesetzt, daß noch keine Metastasen eingetreten sind — auch durch die Tracheotomieöffnung das Mesothorium lokal verwendet werden.

Fremdkörper waren im Kehlkopf sehr häufig. Es kamen zumeist Fischgräten, Näh- und Stecknadeln, kleinere Nägel (bei Tapezierern) und auch Hühnerknochenstücke vor. Ihre Entfernung mit einer entsprechend gekrümmten Pinzette war mit Hilfe des Kehlkopfspiegels, besonders wenn sie mit ihrer Längsachse von vorne nach hinten gerichtet in dem Kehlkopf gelegen waren, leicht. Die Entfernung der quer eingekeilten Nadeln war schon mit größeren Schwierigkeiten verbunden. In solchen Fällen habe ich die Nadel mit einer Pinzette in der Mitte gefaßt und das eine Ende tiefer in das Gewebe geschoben, auf diese Art das andere Ende herausgehoben, was mir auch gewöhnlich gelang.

Die Laryngofission mußte ich nur in einem Falle ausführen, wo die bereits seit mehreren Tagen eingekeilte Nadel schon eine beträchtliche Schwellung der Weichteile des Kehlkopfes verursachte. Die Einkeilung eines Hühnerknochenstückes verursachte eine ähnliche entzündliche Reaktion, so daß ich gezwungen war, die Tracheotomie vorzunehmen. Am 3. Tage nach der Tracheotomie hatte der Kranke das Knochenstück mit Eiter vermengt ausgespuckt. Der Kranke erinnerte sich nun, daß er vor 3 Monaten einen Hühnerreis gegessen und den Knochen im Gespräch in den Kehlkopf aspiriert hatte. Der Knochen kam trotz sofort eingetretenen

Hustenanfalls nicht mehr aus dem Kehlkopf heraus; der fortwährende Hustenreiz und die Schluckbeschwerden quälten den Kranken sehr. Der betreffende Arzt, den er aus diesem Grunde aufsuchte, nahm zwar die Kehlkopfspiegelung vor, konnte jedoch den Fremdkörper im Kehlkopf nicht nachweisen. Dieser war aller Wahrscheinlichkeit nach im Morgagnischen Ventrikel verborgen. Schon am Ende der 3. Woche nach dem Ausstoßen des Fremdkörpers erreichte der Kehlkopf neuerlich sein normales Bild — abgesehen von der geringen Beweglichkeit des linken Kannenknorpels — und die Kanüle konnte entfernt werden.

Die besonders bei Kindern häufig in die Luftröhre geratenen Fremdkörper waren kleine Knöpfe und Pflaumenkerne. Bei diesen konnte ich den Fremdkörper vom Kehlkopf nur mit dem Luftröhrenschnitt entfernen. Bei Erwachsenen gerieten zumeist künstliche Zähne in die Luftröhre und ich habe dieselben gewöhnlich mit einer entsprechenden Pinzette unter Verwendung des Tracheoskops entfernt. Nur in 2 Fällen, wo ein größeres aus 2—3 Zähnen bestehendes Objekt in die Luftröhre geraten war und ich dasselbe trotz Kokainisierung nicht durch die Stimmritze herausbringen konnte, habe ich einen größeren Schnitt als normal an der Luftröhre angelegt und den Fremdkörper dann durch diese Oeffnung entfernt. Die in den Schlund eingekeilten Fremdkörper bestanden aus größeren Fleischstücken, kleineren oder größeren Münzen und Knochen. Die Fleischstücke habe ich für gewöhnlich mit dem bekannten Schlundstoßer in den Magen geschoben, und es gelang mir, diejenigen größeren Stücke, welche weder hinuntergeschoben noch herausgezogen werden konnten, auch am nächsten Tag, wenn das Fleischstück schon erweicht war, stets hinunterzuschieben oder herauszubringen.

Ein 3 cm langes und 2 cm breites Schweinsknochenstück, welches bereits schon 3 Tage in dem oberen Teil des Schlundes eingekeilt war, konnte ich nur durch die Oesophagotomie entfernen. Die infizierte Wunde habe ich offen behandelt und nach 10 Tagen zur Heilung gebracht. In anderen Fällen, wo Knochenstücke von fast gleicher Größe schon 8—10 Tage lang eingekeilt waren, habe ich zwar die Fremdkörper mit Hilfe der Oesophagotomie entfernt, aber die in Verjauchung übergegangene Wunde verursachte eine septische Mediastinitis und in einem Falle eine Pneumonie, welchen dann die Kranken zum Opfer fielen.

Ich empfehle daher in jenen Fällen, wo der in den Schlund tief eingekeilte Fremdkörper nicht mehr durch den Mund entfernt werden kann, keinen Gewaltakt auszuüben, sondern möglichst früh die Oesophagotomie auszuführen.

Laryngo-Tracheotomien (1858—1902).

Ich habe meine Erfahrungen, welche ich in einer 44 jährigen Privat- und 36 jährigen Spitalspraxis an mehr als 1000 Tracheotomien machte, veröffentlicht, um meinen Kollegen die Ursachen, welche diese lebensrettende Operation als notwendig indizieren, die richtige Indikationsstellung, die verschiedenen Methoden bei der Ausführung und die nicht selten aufregenden Phasen dieser Operation mitzuteilen. Diese Arbeit enthält auch einen statistischen Ausweis über 1001 Fälle, wonach an 935 Individuen 449 Laryngotracheotomien, 475 mal Tracheotomia inferior und 77 Laryngofissionen ausgeführt wurden.

Da ich auf keine Wiederholungen einzugehen wünsche, will ich nur in Kürze meinen Standpunkt, den ich bezüglich der Technik der Tracheotomie vertrete, begründen.

Von den verschiedenen zur Eröffnung der Luftröhre dienenden Methoden habe ich — wo ich nur konnte — stets die Tracheotomia inferior ausgeführt, d. h. jene Partie der Luftröhre geöffnet, welche zwischen dem unteren Rande der Schilddrüse und dem Eingang des Brustkorbes liegt. Im Laufe der Zeit habe ich mich nämlich überzeugt, daß der tiefe Luftröhrenschnitt folgende Vorteile hat:

1. Es fällt der Schnitt zumeist außerhalb des krankhaften, die Verengerung des Kehlkopfes verursachenden Prozesses.

2. Es wird der erkrankte Kehlkopf vollkommen außer Funktion gesetzt; er gelangt somit zu absoluter Ruhe.

3. Es kann nachträglich im Kehlkopf jedwede Lokalbehandlung oder Operation, eventuell auch die Intubation ausgeführt werden, ohne daß uns hierbei die Kanüle im Wege stehen würde.

4. Es kommen die das Dekanülement behindernden Granulome oder die Nekrose der Knorpel meiner Erfahrung nach kaum vor; ebenso ist auch die Bildung einer lippenartigen Fistel wegen der Dicke der Weichteile zwischen der Haut und der Trachea äusserst selten.

Im Gegensatz zu diesen Vorteilen der Tracheotomia inferior wird als Nachteil angeführt, daß die Ausführung technisch schwieriger und die Gefahr der Mediastinitis und der stärkeren Blutungen zufolge der eventuellen Arrosionen größer ist.

Was die Schwierigkeiten der Ausführung anlangt, können diese beim geübten Chirurgen überhaupt nicht in Betracht kommen. Eine Mediastinitis habe ich bei unseren zahlreichen Fällen (bei peinlichem Reinhalten der Wunde) niemals beobachtet. Vor Nachblutungen können wir uns wieder dadurch schützen, daß wir unsere Kranken mit gut passenden bzw. artikulierenden Kanülen versehen, welche keinen Dekubitus der Luftröhre verursachen und im Zusammenhange mit demselben keine Arrosion der großen Gefäße ermöglichen. Außerdem haben wir die Kanülen häufig gewechselt und bald längere, bald kürzere verwendet.

Die Operation führten wir zumeist in Lokalanästhesie aus und die allgemeine Narkose wendeten wir in jenen Fällen an, wo keine stenotische Atmung bestand, also nur bei präventiven Tracheotomien.

Die allgemeine Narkose ist — meiner Erfahrung nach — im Falle einer stenotischen Atmung äußerst gefährlich und kann event. auch schlecht enden; wir haben daher, falls wir Zeit hatten, die Schleichsche Infiltration, und wenn wir auch zu dieser keine Zeit hatten, haben wir die Haut mit Aethylchlorid anästhesiert.

In solchen Fällen ist auch diese Art der Anästhesierung ausreichend, da die Schmerzempfindung solcher Patienten auch sonst schon zufolge der mehr oder weniger ausgebildeten Kohlensäureintoxikation herabgesetzt ist.

Ich unterlasse die genaue Beschreibung der Tracheotomia inferior und betone nur, daß es äußerst wichtig ist in der Mittellinie zu bleiben und mit dem Hautschnitt nicht zu sparen. Dieser soll lieber größer als kleiner sein, da der kleine Schnitt die Uebersicht hindert und die Operation ganz überflüssigerweise erschwert.

Die Tracheotomie ist eine aufregende Operation, welche die Nerven des Operateurs oft auf die Probe stellt und wenn überhaupt wo, so ist hier die Selbstbeherrschung notwendig. Mit dem kopflosen Eilen können wir nur schaden, während, wenn wir mit der nötigen Ruhe und Sicherheit operieren, auch der vollkommen asphyktische Kranke nach der Eröffnung der Luftröhre und dem Einsetzen der Kanüle mit Hilfe der künstlichen Atmung wieder zu sich gebracht werden kann.

Von den Komplikationen dieser Operation sind in erster Linie die Blutungen zu nennen. Die noch vor der Eröffnung der Luftröhre besorgte genaue Blutstillung ist äußerst wichtig. Stärkere Blutungen pflegen in der Luftröhre selbst nicht vorzukommen, falls sie jedoch vorkommen, legen wir eine Tamponkanüle in die Wunde der Luftröhre ein. Alte Lehrbücher erwähnen als Komplikation, daß sich nach der Durchtrennung der Trachealknorpel die nicht durchschnittene Schleimhaut gegen das Lumen der Luftröhre zu abhebt und dann auf diese Art die Kanüle zwischen die knorpelige Trachealwand und die Schleimhaut zu liegen kommt. Meiner Ansicht nach kann diese Komplikation, wenn wir mit einem scharfen, spitzen Instrument operieren, nicht vorkommen, aber gesetzt den Fall, daß sie doch vorkommt, kann sie der Aufmerksamkeit des Operateurs nicht entgehen, wenn er mit dem Zeigefinger das Lumen der Luftröhre abtastet.

Unter den Komplikationen ist noch die Verletzung der hinteren Trachealwand zu nennen. Diese wird uns jedoch auch beim Tasten, welches oft das Auge des Chirurgen ersetzt, durch das Schwinden des Widerstandes auffallen.

Die Kanüle ist womöglich sofort nach der Eröffnung der Luftröhre in die Wunde einzuführen, da es sonst leicht vorkommen kann, daß die ausströmende Luft an der Wundfläche in das lockere Bindegewebe gerät und ein ausgebreitetes Hautemphysem verursacht.

Jeder Chirurg oder Laryngologe kann in eine Lage kommen, wo die Tracheotomie durch die Notwendigkeit der raschen Lebensrettung indiziert ist. Und da gibt es keine Zeit für ein präparierendes Vordringen, sondern wir sind genötigt, den Kehlkopf eventuell die Luftröhre sozusagen mit einem Schnitt zu öffnen. In solchen Fällen handelt es sich oft um Sekunden, in welchen wir dem mit Kohlensäure beladenen Organismus Luft bzw. Sauerstoff zuführen müssen. In solchen Fällen haben wir nur die Mittellinie als Richtschnur zu beachten. Die eventuell auftretende stärkere Blutung stillen wir erst dann, wenn der Kranke infolge der künstlichen Atmung bereits zu sich kommt. Das präparierende, vorsichtige Vorgehen ist eigentlich eine vorbereitende Operation, und in diesem Falle darf überhaupt kein Blut in die Luftröhre geraten.

Ich muß noch die Indikationen des Luftröhrenschnittes erwähnen: Der eigentliche Luftröhrenschnitt (worunter stets die Tracheotomia inferior zu verstehen ist) ist in folgenden Fällen indiziert:

1. Bei jenen akut entzündlichen Kehlkopfprozessen, welche mit starker Atemnot einhergehen und wo keine Hoffnung vorhanden ist, daß dem Organismus auf irgend eine andere Art Sauerstoff zugeführt werden kann. Solche sind: die Laryngitis submucosa spontanea, erysipelatosa bzw. typhosa oder die durch ein Trauma verursachte akute Schwellung, bzw. das Oedem.

2. Im Falle eines Kehlkopfabszesses, wo wir durch die lokale Eröffnung allein unser Ziel nicht erreicht haben oder selbst der Versuch derselben gefährlich scheint.

3. Bei jenen Fällen von Perichondritis laryngis, welche mit starker Verengerung einhergehen.

4. Bei solchen Verletzungen, welche eine stärkere Blutung nach innen verursachen.

5. Bei infektiösen Granulomen, namentlich bei starken Infiltrationen, welche durch Tuberkulose, Lues und Sklerombildung verursacht werden.

6. Bei ausgebreiteten, Atemnot verursachenden, gut- oder bösartigen Geschwülsten.

7. Bei retropharyngealen bzw. perilaryngealen Abszessen oder Entzündungsprozessen, welche Suffokationen verursachen, ferner

8. im Falle von Lähmung beider Postici (Musculi crico-arytaenoidei).

Die Pharyngotomia subhyoidea ist indiziert bei größeren gut- oder bösartigen Geschwülsten des Kehldeckels, während wir die teilweise oder gänzliche Laryngofission in jenen Fällen vornehmen, wenn wir keine endolaryngeale Operation ausführen können, ferner bei Fremdkörpern oder bei solchen gut-, jedoch zufolge ihrer Lage bösartigen Geschwülsten, welche die Kehlkopfhöhle breit infiltrieren. Die ausgebreitete Verwendung des Laryngoskops bzw. des Bronchoskops hat die Indikation zur Laryngofission ziemlich eingeengt, so daß jetzt die Laryngofission streng genommen eigentlich nur in 2 Fällen indiziert ist, und zwar:

1. Bei den ausgebreiteten infiltrierenden Geschwülsten (Tuberkulose, Sklerom und unter der Stimmritze gelegenen Papillomen) und

2. im Anschlusse an die Transplantation bei narbigen Kehlkopfverengerungen.

Und nun will ich auf die Besprechung der narbigen Kehlkopfverengerungen und deren Beseitigung übergehen. Die Larynx- und Trachealstenosen, besonders die akute Form, geht häufig nach der Behandlung der dieselben verursachenden Grundleiden zurück, so z. B. das akute, im Anschluß an eine Zellgewebsentzündung entstandene Oedem bzw. der Abszeß, die Lues, Diphtherie, Strumen usw. oder schwindet nach der Entfernung von großen Polypen, Papillombildungen und eingedrungenen Fremdkörpern. In anderen Fällen jedoch tritt die Stenose erst nach Ablauf der Erkrankung infolge Narbenbildung, Adhäsion oder Einschnürung auf. In diesen Fällen müssen wir dann direkt der Stenose wegen eingreifen.

Bei den akuten Stenosen habe ich — die durch Diphtherie und Croup verursachten Stenosen ausgenommen — keine Dilatierung ausgeführt. Hier ist die O'Dwyersche Intubation ein ebenso vorzüglicher wie einfacher Eingriff; wir müssen uns jedoch bei schweren und mit fortwährenden Pseudomembranbildungen einhergehenden Diphtheriefällen der ständigen Anwendung des Tubus enthalten, da derselbe sowohl an den Weichteilen, als an den Knorpeln leicht einen Dekubitus bzw. eine Nekrose verursachen kann, wie ich dies in zahlreichen Fällen beobachten konnte. In diesen Fällen ist die tiefe Tracheotomie zweckmäßiger, und habe ich durch dieselbe in den meisten Fällen ein vollständiges Resultat erreicht.

Bei Verwundungen und Schnittwunden ist es besser die Tracheotomie auszuführen, als die Kanüle in den durch die Verwundung hervorgerufenen Querspalt einzulegen, da dieses Vorgehen die Bildung einer narbigen Verengerung fördert. Bei jenen Verengerungen, welche durch Blutunterlaufungen und Quetschungen verursacht werden, haben wir die Intubation nur dann angewendet, wenn sich die Stenose auf die Stimmritzengegend beschränkte und nicht oberhalb der Stimmritze lag. Ich habe bei Frakturen des Knorpelgerüstes des Kehlkopfes, wo die aufeinandergeschobenen Knorpel Suffokation verursachten, von der Intubation sehr wenig Erfolg gesehen.

Bei solchen Quetschungen, welche ein subkutanes oder submuköses Emphysem verursachten, habe ich stets die Tracheotomie ausgeführt, da der Tubus leicht eine Eiterung oder eine Nekrose herbeiführen kann. Verätzungen oder Verbrennungen mit verschiedenen Chemikalien können ebenfalls eine akute Kehlkopfverengerung verursachen. In solchen Fällen gab nur der Luftröhrenschnitt einen völligen Erfolg.

Die systematische Dilatation besteht bei Nichttracheotomierten in der Einführung von allmählich dickeren Röhren. Loiseau verwendete im Jahre 1857 bei croupösen Kranken einen katheterförmigen Dilatator. Dieser Katheter diente jedoch nicht zur systematischen Dilatierung, sondern nur zur momentanen Erleichterung der Atmung. Schrötter ließ im Jahre 1872 ebenfalls aus Hartgummi verschieden dicke katheterförmige Röhren anfertigen. Bei chronischen Strikturen hatte er zur Dilatierung durch den Mund sogenannte Zinnbolzen verwendet. Der Hartgummidilatator darf nur bei chronischen Schwellungen der Weichteile oder bei geringfügigen und nicht ausgebreiteten Narbenstrikturen angewendet werden, da im entgegengesetzten Falle die leicht auftretende Reaktion eine derartige Schwellung verursachen kann, daß nur mit der sofortigen Tracheotomie eine Abhilfe geschaffen werden kann.

Für ähnliche Fälle dient die von Thost konstruierte sogenannte Rauchfangkanüle. Der Vorteil derselben ist, daß die Atmung durch den Röhrenkamin ermöglicht wird. Auf gleichem Prinzip beruht der von mir konstruierte Kehlkopfdilatator aus Metall, bei welchem die Dilatation durch glatte Metallplatten besorgt wird, welche durch eine Schraubenvorrichtung voneinander entfernt werden können. Der Grad der Dilatation ist auf einer außerhalb des Mundes zu liegen kommenden Graduierung abzulesen.

All diese Dilatatoren, sowohl den von M. Schmidt, welcher aus durchlöcherten englischen Bougies, und jenen von Corradi, welcher aus Laminaristiften besteht, hatte die geniale Erfindung O'Dwyers, dessen Vorteile die Röhren und die dem Kehlkopflumen angepaßte Form, sowie die Serienkonstruktion sind, weit übertroffen. Die neueren Instrumente zur Intubation beruhen alle auf der Erfindung von O'Dwyer. In letzter Zeit machte Brünnings das Tracheobronchoskop auch für die Behandlung der Strikturen geeignet.

Die Intubation verwendeten wir nicht nur bei akuten Strikturen wie bei Croup, Pertussis und Glottiskrampf, sondern auch bei traumatischen Frakturen der Kehlkopfknorpel. Bókay empfiehlt dieselbe auch bei nicht eingekeilten Fremdkörpern. Meiner Erfahrung nach spielt dieselbe auch beim beginnenden Kehlkopfsklerom und bei geringfügigen Kehlkopfstenosen eine Rolle. Bei ausgebreiteten Narbenstrikturen spaltet Sargnon den verengerten Kehlkopf, löst dann die Narben und näht in die Kehlkopflichtung ein elastisches Gummirohr ein. Die Atmung sichert er von vorherein durch den Luftröhrenschnitt. — Das in den Kehlkopf eingenähte Rohr fixiert er am unteren Wundrande und entfernt es nur dann, wenn bereits Hoffnung vorhanden ist, daß das Lumen epithelisiert bzw. vernarbt ist.

Natürlicherweise müssen wir in solchen Fällen mit der Entfernung der Luftröhrenkanüle Monate lang warten, damit wir im Falle, daß der Kehlkopf sich wieder verengern sollte, durch die Kanüle wieder ein elastisches Rohr einführen können. Zufolge der langwierigen Behandlung und Dilatation tritt häufig eine eitrige Sekretion auf, welche zu einer infektiösen Pneumonie bzw. zu einer Mediastinitis führen kann.

Die operative Behandlung der Kehlkopfstenosen erfolgt durch Laryngofission und die meisten Operateure führen dieselbe derart aus, daß sie nach Spaltung des Kehlkopfes die Ursachen der Verengerung entfernen, und den Kehlkopf so lange unter Tamponade halten, bis die Wunde vernarbt ist oder sich epithelisiert hat.

Man kann auch auf diese Art zum Ziel kommen; es ist dies jedoch eine langwierige Prozedur und mein Verfahren, welches ich in zahlreichen Fällen mit Erfolg verwendete, deshalb vorteilhafter.

Ich habe in den Kehlkopf, nachdem ich das Narbengewebe entfernt habe, auf die frische Wundfläche Thiersche Lappen transplantiert und die Kehlkopfhöhle, damit die eingesetzten Lappen nicht absterben, nur locker tamponiert. Auf diese Art erreichte ich rasch eine Epithelauskleidung des Kehlkopfes und konnte dadurch die nachträglichen Adhäsionen verhindern.

Dieses Verfahren wendete ich jedoch nur in jenen Fällen an, wo keine ausgebreitete Narbenbildung die Kehlkopfhöhle verengerte. Mit Hilfe der Laryngofission und Transplantation von Thierschschen Lappen in den Kehlkopf machten auch bei uns die Dozenten Alapy und Winternitz ähnliche erfolgreiche Operationen.

Für bemerkenswert erachte ich einen Fall, wo die ganze vordere Kehlkopfwand und die wahren Stimmbänder zufolge einer nach einem Suicidversuch aufgetretenen Eiterung zugrunde gingen und wo die plastische Deckung des ausgebreiteten Defektes viel Sorge verursachte. Es gelang mir in zwei Sitzungen die vordere Wand des Kehlkopfes durch zwei von beiden Seiten des Halses genommene und nach innen umgestülpte Hautlappen so weit zu ersetzen, daß man beim Kranken das Decanulement vornehmen konnte und derselbe noch infolge der kompensierenden Bewegungen der falschen Stimmbänder eine zwar tiefe, aber doch gut verständliche Sprache erlangte. Da die vordere Kehlkopfwand aus Hautlappen bestand, konnte der Kranke dieselbe wie eine Blase aufblähen.

In diesem Falle habe ich durch meinen operativen Eingriff trotz des großen äußeren Defektes doch ein auch plastisch schönes Resultat erreicht. Später kam es zwar an dem von beiden Seiten des Halses genommenen und umgestülpten, ausnahmsweise mit Haaren versehenen Hautlappen zur Haarentwicklung und ich war gezwungen die Haare auf endolaryngealem Wege zu entfernen; dieses unliebsame, nicht erwünschte Ereignis trat jedoch nur deshalb auf, weil sich der Bartwuchs des Verletzten, wie erwähnt, ausnahmsweise auf die vordere Halspartie erstreckte. Ich halte daher die von mir ausgeführte plastische Kehlkopfbildung auch im Falle von ausgebreiteter Narbenbildung und Knorpelnekrose, also bei den hartnäckigsten Kehlkopfstenosen — wie dies auch mein obiger, mit Erfolg operierter Fall beweist — für die in kürzester Zeit ausführbare, zweckmäßigste Methode.

Es gab eine, zwar geringe, Anzahl von Fällen, wo die Narbenbildung infolge Lues durch ausgebreitete Geschwürsbildungen und Kehlkopfnekrosen bedingt war. Obwohl selbst der stärkste O'Dwyer-Tubus leicht in die Kehlkopfhöhle eindringen konnte, verengerten doch die zusammenfallenden Wandungen des Kehlkopfes — da doch die knorpelige Stützwand fehlte — stets den Kehlkopf. Bei diesen Kranken konnte natürlicherweise weder die Dilatation noch die Kehlkopfplastik die Kehlkopfverengerung beheben und sie mußten daher die Kanüle bis an ihr Lebensende tragen.

Beiträge zur speziellen Chirurgie.

Ich habe nicht die Absicht, hier über alle während meiner ganzen Tätigkeit als Primarius der chirurgischen Abteilung ausgeführten Operationen und deren Resultate zu referieren, sondern ich will nur jene Methoden erwähnen, welche ich als erster oder als bei uns noch weniger bekannte Operationen ausgeführt habe. Ich will von allem Anfange an betonen, daß ich meine Operationen im allgemeinen mit der strengsten Asepsis ausführte.

Am 10. Dezember 1882 habe ich die erste Schädeltrepanation wegen einer Jackson-Epilepsie gemacht. Dieser Fall verlief in Kürze wie folgt: Der 22 jährige junge Mann erlitt vor 4 Jahren eine Schädelfraktur, die nach langer Eiterung heilte. Die Verletzung war von starkem Druckgefühl im Kopf begleitet, die Intelligenz nahm ab und nach 2 Jahren traten epileptische Anfälle auf, welche sich anfangs seltener, später jeden Monat und in letzter Zeit auch täglich zwei- bis dreimal wiederholten.

Nach entsprechender Vorbereitung habe ich aus der Umgebung des 2 cm tiefen Schädeleindruckes einen mehr als 3 cm breiten Hautlappen gebildet, und nach Ausmeißelung der imprimierten Stelle die mit den Knochensplittern innig verwachsene, narbige Dura entfernt und aus der mit Blutgerinnseln bedeckten, verfärbten, narbigen Gehirnsubstanz ein im Umfange ca. $1^1/_2$ cm betragendes Stück herausgeschnitten. Nachdem ich die geringe Blutung gestillt, deckte ich die Schädellücke mit einer Celluloidplatte und nach der Exzision der Hautnarbenpartie schloß ich die Hautwunde mit dem restierenden Hautlappen. Am unteren Rande des Lappens blieb ein ca. 2 cm großes Knochenstück unbedeckt.

In den ersten Tagen hatte der Kranke noch Anfälle, diese wurden jedoch nach einer Woche immer seltener. Am 23. März 1883, also nach einer Pause von 45 Tagen hatte der Kranke noch einen Anfall, seither bis zu seinem Abgang aus dem Spitale (nach weiteren 45 Tagen) hatte er keinen neuerlichen Anfall mehr; ich entließ den Patienten mit der Weisung, daß er mich von einem neuen Anfall sofort verständigen solle. Nach einem halben Jahre erhielt ich die Nachricht, daß der Kranke sich bis dahin wohl gefühlt habe, jetzt aber neuerliche Anfälle auftreten, wobei aber das Bewußtsein stets erhalten bleibe. Nach einem weiteren halben Jahre wurde ich verständigt, daß die Anfälle jeden 8.

bzw. 10. Tag sich wiederholen und der Kranke auch für kurze Zeit das Bewußtsein verliere. Ich bemerke, daß der Kranke zur Zeit der Aufnahme ein schlecht genährtes, schwächliches Individuum war und beim Abgang wohlgenährt und an Kräften zugenommen hatte.

Ich hatte wegen traumatischer Epilepsie mehrere solche Operationen ausgeführt und beobachtet, daß je kürzere Zeit die Epilepsie bestand, und je kräftiger der Kranke zur Zeit der Operation war, um so günstiger sich der Erfolg gestaltete und wie ich aus der Mitteilung eines Kranken erfuhr, sistierten bei ihm die Anfälle bereits $1\frac{1}{2}$ Jahre. Die Rezidive erklärt außer dem oben Angeführten auch noch der Umstand, daß die Gehirnwunde anfangs einer geringen, später zufolge der Narbenbildung einer stärkeren Zerrung ausgesetzt war, welche nebst der geringen Widerstandsfähigkeit des für die Epilepsie bereits prädisponierten Kranken den Anlaß zur Auslösung der Anfälle geben kann.

Einen zufriedenstellenden, vielmehr vollständigen Erfolg erreichte ich bei den meisten wegen Gehirnabszessen vorgenommenen Operationen. Nachdem ich den Gehirnabszeß freigelegt, entleerte sich derselbe zufolge der Gehirnpulsation fast von selbst. Nach vorsichtiger Tamponade und Entfernung der zerfallenen Gehirnmassen deckte ich die Schädellücke — falls dies möglich war — mit dem herausgemeißelten Knochenstück, wenn nicht mit einer entsprechenden Celluloidplatte und, wie ich bereits oben angeführt habe, war ich bestrebt, die Schädelwunde auch mit einem entsprechenden Hautlappen zu decken.

Nach den wegen eines Gehirnabszesses ausgeführten Operationen kam nur in zwei Fällen, wo der Abszeß schon längere Zeit bestanden und bereits große Zerstörungen verursacht hatte, Gehirnprolaps vor — leider mit letalem Ausgang (Infolge Meningitis, Leptomeningitis und Enzephalitis).

Ich erwähne noch einen seltenen Fall, wo ein 6 mm kalibriges Revolverprojektil an der Vereinigungsstelle des Stirn- und Schläfenbeines in den Schädel gedrungen war und der Kranke mit Shockerscheinungen auf die Abteilung gebracht wurde. Nachdem der Shock geschwunden war, nahm ich die Operation vor, da ich eine Splitterfraktur konstatiert hatte und auch die Annahme begründet schien, daß das Projektil leicht zu entfernen sein dürfte, da außer der Parese der rechten Gesichtshälfte und der rechten Extremitäten keine Funktionsstörungen des Gehirnes bestanden. Die kleineren Splitter konnten leicht entfernt werden, nicht so das Geschoß, welches wir trotz vorsichtigen Sondierens nicht auffinden konnten. Nach der Entfernung der Knochensplitter und der zerstörten Gehirnpartien tamponierte ich die Schußwunde, da uns die Blutstillung selbst auch nach längerer Zeit mißlungen war, mit steriler Watte. Nach 3 Tagen wollte ich den nur wenig durchtränkten, jedoch fest klebenden Tampon entfernen. Da dies nur mit Gewalt gelungen wäre, applizierte ich auf die sonst reaktionslose reine Wundfläche eine Celluloidplatte und deckte dieselbe mit einem Hauptlappen. Die Wunde vernarbte per primam. Die Celluloidplatte heilte so wie im anderen Falle ein und der Kranke verließ nach einmonatiger Spitalsbehandlung gesund das Spital. Auf meine Aufforderung hatte er sich in einigen Jahren mehrmals gemeldet und fühlte sich trotz des im Gehirn liegenden Tampons und Projektils ganz wohl und hatte auch keinerlei Störungen der Gehirnfunktion.

Ich erwähne nur noch einen Fall meiner mit Erfolg operierten Gehirnverletzungen. Ein 25 jähriger Kaufmann schoß sich eine Kugel in den Schädel. An der rechten Stirnseite und am Schläfenbein fand sich eine 8 cm lange mit Komminutivfraktur komplizierte Schußwunde. Der Kranke wurde bewußtlos auf die Abteilung gebracht, ich entfernte die Knochensplitter bei entsprechendem antiseptischen Verfahren sofort und tamponierte hierauf nach vorsichtiger Wegräumung der zerstörten, sich von der Mitte des rechten Stirnlappens bis auf 2 cm über den Gyrus praecentralis erstreckenden Gehirnpartien die Wunde mit steriler Gaze und legte einen leichten Druckverband mit steriler Bruns-Watte an.

Der Kranke kam einen Tag später wieder zum Bewußtsein, der Puls wurde frei; die rechte Gesichtshälfte und die linken Extremitäten blieben jedoch gelähmt. Bei dem am dritten Tage vorgenommenen Verbandwechsel war überhaupt keine Spur eines Gehirnvorfalles zu beobachten, die Gehirnwunde war rein und reaktionslos und nach 10 Tagen zeigten sich am Gehirn reichliche Granulationen. Nach 3 Wochen verkleinerte sich die Gehirnwunde beträchtlich und nach weiteren 2 Wochen war sie nur mehr halb so gross. In der Mitte des dritten Monats war die Wunde geheilt, die Gesichts- und Gliedmaßenlähmung besserte sich, der Kranke konnte zwar die Finger der linken Hand bewegen, jedoch noch nichts fassen, und konnte sich auch mit einem Stock, die linke untere Gliedmaße nach sich ziehend, fortbewegen. Am Anfange des vierten Monates deckte ich die pulsierende Gehirnpartie mit einem von der Nachbarschaft genommenen Hautlappen und der Kranke konnte am Ende des vierten Monates mit ziemlich guten geistigen Funktionen und geringfügiger Gesichtslähmung, ferner der Parese der Gliedmaßen das Spital verlassen. Ich habe den Kranken vor übermäßigem Genuß alkoholischer Getränke ernstlich gewarnt. Einige Jahre später, als ich den Kranken wieder sah, bestand zwar noch die Parese der Gliedmaßen, eine Jackson-Epilepsie war jedoch nicht aufgetreten.

Meine die Gehirnchirurgie betreffenden Operationen habe ich selbstständig und unabhängig, aus eigener Initiative zur selben Zeit ausgeführt, wo sich Horsley in London und Bergmann in Berlin mit der Gehirnchirurgie beschäftigten.

Im Jahre 1889 habe ich als erster bei uns unter der Assistenz meines damaligen Sekundararztes Dr. Hültl und des Kollegen Makara, des gegenwärtigen Prof. für Chirurgie in Klausenburg, die Exstirpation des Ganglion Gasseri ausgeführt.

Der Fall betraf eine 54 jährige Frau, die seit Jahren an einer Neuralgie des zweiten Astes des Trigeminus litt. Brom, die innerliche und subkutane Anwendung von Morphin brachte nur für kurze Zeit eine Linderung. Da sich die Anfälle beträchtlich steigerten, resezierte ich den zweiten Ast. Es folgte nun eine dreimonatige Pause, später war ich jedoch der neuerlich aufgetretenen Anfälle wegen gezwungen, in tiefster Narkose das Ganglion Gasseri zu exstirpieren. Es gelang mir, das Ganglion ohne Verletzung des Sinus freizulegen und vollständig zu exstirpieren. Die Operation war von einem dauernden Erfolg begleitet.

In weiteren zwei Fällen, ebenfalls bei Frauen, gelang es mir trotz aller Vorsicht nicht, das Ganglion, welches mit den Wandungen des Sinus innig verwachsen war, ohne Verletzung des letzteren freizulegen. Es gelang mir jedoch, die starke Blutung mit einem sterilen Wattebausch zu stillen und dann das Ganglion zu exstirpieren. Den Tampon entfernte ich am 5. Tage und es trat nunmehr keine Blutung auf. Der Erfolg war in beiden Fällen vollständig.

Die zweite Frau, welche zur Zeit der Operation an den Lungen — von einer geringen Blutarmut und der schwachen Konstitution abgesehen — noch gesund war, hatte sich 3 Monate später mit fieberhaftem Lungenspitzenkatarrh gemeldet und starb nach 1—2 Monaten an Lungentuberkulose. Bald darauf führte auch Prof. Dollinger mehrere Exstirpationen des Ganglion Gasseri mit Erfolg aus.

Bei jenen Fällen von Pyothorax, welche nicht tuberkulöser Natur waren, habe ich stets mit vollem Erfolge die ständige Irrigation der Brusthöhle auf folgende Art ausgeführt:

Die bereits bestehende Fistel erweiterte ich — falls sie nicht hochgelegen war — oder ich legte in jenen Fällen, wo ein völlig geschlossener Pyothorax bestand, am nachweisbar tiefsten Punkt desselben zwischen zwei Rippen eine in den Pleuralraum führende Oeffnung an. In diese Oeffnung führte ich zwei miteinander verbundene $^3/_4$ cm dicke Drainröhren und zwar ein längeres und ein kürzeres ein. Das längere durchlöcherte ich mehrfach und am äußeren Ende der Gummiröhren brachte ich zwei 8 bis 10 cm lange, entsprechend dicke Glasröhren an. An dem freien Ende der Glasröhren befestigte ich zwei lange nicht durchlöcherte Drainröhren. Jenes Drainrohr, welches im Brustkorb durchlöchert endete, wurde mit einem daneben gestellten Gefäß, das zweite wieder mit einem etwas höher angebrachten Irrigator verbunden. Die Umgebung des in die angelegte Oeffnung eingeführten Drainrohres bedeckte ich mit sterilen, gut schließenden Wattetampons, und befestigte den ganzen Verband mit breiten Mullbinden um den Brustkorb. Zur Irrigation benutzte ich eine $^1/_2$ proz. Thymollösung, welche sich für den Organismus als ganz ungefährlich erwies. Damit ich das Einfließen regulieren könne, habe ich auf das entsprechende Drainrohr eine Verschlußvorrichtung appliziert, während den Einfluß das eine, den Ausfluß wieder das zweite Glasrohr kontrollierte. Die Irrigation begann ich vorsichtig und mit einem sehr langsamen Strahl, damit jedweder Druck auf die Brustorgane vermieden werde.

Derartige Irrigationen habe ich in mehreren Fällen stets mit vollem Erfolg angewendet, ohne daß ich jemals gezwungen war, eine Rippenresektion vorzunehmen, und ohne daß die Brustwand eingesunken wäre oder sich eine Skoliose gebildet hätte. Die komprimierte Lunge nahm auch, wenn der Prozeß nicht sehr veraltet war, wieder ihre frühere Lage ein, aber selbst in jenen Fällen, wo der Pyothorax bereits längere Zeit bestand, nahm die Lunge im Brustkorb von neuem einen bedeutend größeren Raum ein.

In jenen Fällen aber, wo die Rippen kariös oder nekrotisch waren, habe ich dieselben durch Resektion entfernt.

Von meinen Fällen erwähne ich nur folgenden traumatischen Pyothoraxfall: Ein 32 jähriger, mit gut entwickeltem Brustkorb ausgestatteter Mann schoß sich mit einer Flinte eine Kugel in die Brust. Das Projektil drang zwischen der 5. und 6. linken Rippe in den Brustkorb, durchdrang die Lunge und blieb unterhalb des Schulterblattes im Rücken stecken.

Der Kranke wurde in ein Provinzspital überführt, lag $2^1/_2$ Monate dort und wurde später, da bei ihm mit hohem Fieber einhergehende, stets zunehmende Atembeschwerden auftraten, nach Budapest überführt, wo er auf meine Abteilung kam.

Bei der Untersuchung fanden wir ein hochgradiges linksseitiges Empyem, welches über die dritte Rippe ragte, außerdem an der vorderen Fläche des Brustkorbes zwischen der 5. und 6. Rippe eine wenig Eiter sezernierende Fistel und am Rücken am Rande des Schulterblattes knapp unter der Haut einen rundlichen, sich hart anfühlenden Fremdkörper; dabei bestand eine Temperatur von 40,5°.

Nach entsprechender Reinigung des Brustkorbes entfernte ich das eingekapselt unter dem Schulterblatt liegende Projektil, desinfizierte und vernähte die Wundhöhle. Die an der vorderen Wand des Brustkorbes befindliche Fistel erweiterte ich, die kallösen Ränder wurden exzidiert und die oben angeführte Drainage und Irrigation ausgeführt, worauf sich aus dem unteren Drainrohr reichlich jauchige Flüssigkeit entleerte.

Schon am zweiten Tage sank die Temperatur auf 39° und so weiter stufenweise abfallend in 2 Wochen auf die Norm. Am Ende der 3. Woche entleerte sich die Flüssigkeit aus dem unteren Drainrohr völlig klar. Am Anfang der 4. Woche hörte der Ein- und Ausfluß plötzlich auf und man konnte den Symptomen nach voraussetzen, daß die sich erweiternde Lunge die Drainröhren zusammengepreßt hatte. Nach der Entfernung des Verbandes stellte sich heraus, daß ein Teil der im Brustkorb gelegenen Drainröhre in den Verband geraten war und es drängten sich nach der völligen Entfernung derselben Gewebsfasern in die Brustwunde. Diese eingekeilten Zotten konnte ich dann mit einer starken Zange, und nicht ohne Schwierigkeiten, herausziehen und es erwiesen sich dieselben als ein Knäuel von aseptischem Werg; es war der mit der Kugel eingedrungene Pfropfen. Ich frischte die Wunde an und vernähte sie dann. Die Heilung erfolgte per primam. Ich will nur bemerken, daß die Irrigation von 9 Uhr abends bis 7 Uhr früh stets ausgesetzt wurde. In 2 Monaten (nach der Aufnahme) verließ der Kranke das Spital. Die Lunge nahm wieder ihre normale Stellung ein.

Wir haben im letzten Jahrzehnt des vergangenen Jahrhunderts unter Assistenz meines damaligen Sekundärarztes Dr. Hültl die Ausführung der Gastroenterostomie wegen Pylorusstenose begonnen.

Anfangs führten wir die Gastroenterostomia posterior aus und machten nur in jenen Fällen, wo dieselbe aus technischen Gründen nicht ausgeführt werden konnte, eine Gastroenterostomia anterior. Auf Grund unserer späteren Erfahrungen haben wir die Indikationen je nach der Ursache der bestehenden Pylorusstenose gestellt. Beim undurchgängigen Pylorus, also bei einer völligen Verengerung, mochte sie durch Narbenbildung oder durch einen Cancer bedingt sein, führten wir zumeist die anterior und nur selten die posterior aus.

Bei einer derartigen Klassifizierung war auch der Erfolg ein stets zufriedenstellender.

Am 8. Mai 1880 habe ich bei einem 22jährigen Selchergehilfen wegen eines Anus praeternaturalis die Darmresektion ausgeführt. Der Kranke hatte vor 10 Monaten eine Gonorrhoe akquiriert und zufolge des hartnäckigen Leidens trat bei dem überdies schon an rechtsseitigem Kryptorchismus leidenden Kranken unter heftigen Schmerzen in der rechten Leistengegend unter den Anzeichen einer Bauchfellentzündung, trotz der Behandlung, in der entsprechenden Bauchhälfte ein Abszeß auf. Aus der sich spontan öffnenden Abszeßhöhle entleerte sich dünnflüssiger Kot. Man versuchte die Oeffnung durch Tamponade, später angeblich durch einen Bauchschnitt zu schließen, jedoch ohne Erfolg.

In diesem Zustande kam der Kranke auf die Abteilung, wo ich unter Assistenz meines damaligen Sekundarius Dr. L. Petz die Operation der Kotfistel auf folgende Art ausführte:

Nach möglichst gründlicher Entleerung des Darmtraktus führte ich in tiefer Narkose einen der Fistel entsprechend quer nach oben und unten verlaufenden Schnitt durch die Bauchdecken, und als ich mich überzeugte, daß der Schnitt überall nur durch Narbengewebe gedrungen war, erweiterte ich denselben notgedrungen auf 14 cm. In den Fistelgang und zum Schutze des Bauchfelles legte ich unter die Wundränder sterile Bruns-Wattetampons.

Durch vorsichtiges Präparieren schälte ich zuerst die obere Darmschlinge aus ihren narbigen Verwachsungen heraus und entfernte emsig den hervorsickernden Darminhalt mit sterilen Gazetampons.

Die Dünndarmschlinge unterband ich mit einem sterilisierten, $^1/_2$ cm breiten Seidenband, 2 cm von ihrer Oeffnung temporär und schälte die untere Darmschlinge dann nach stets sorgfältiger Tamponade und mit vorsichtigen Schnitten nicht ohne Schwierigkeit aus ihren narbigen Verwachsungen heraus. Da die untere Darmschlinge eine Dickdarmschlinge war, habe ich das Lumen derselben mit laufender Catgut-Naht dem Durchmesser des Dünndarms entsprechend verengert und nachdem ich mich überzeugt hatte, daß sowohl die Dünn- als die Dickdarmschlinge frei durchgängig sei, habe ich die Mucosa derselben nach innen und an ihrer mesenterialen Partie ebenfalls mit Catgut- und Kürschner-Naht vereinigt und dann die Muscularis und Serosa mit Lambertscher Naht genau vereinigt und über diese Nahtschichten noch die Serosa mit einer zweiten fortlaufenden Catgut-Naht rings genäht.

Nachdem ich alles sorgfältig austamponiert und den Fistelgang angefrischt hatte, verschloß ich die Bauchhöhle, das Peritoneum mit Catgut, die Bauchwand mit gewöhnlicher Naht. Die herausgeschnittene Darmschlinge war 12 cm lang. Die Operation dauerte nahezu 3 Stunden. Dem Kranken wurde am ersten Tag überhaupt nur lautere Suppe, am zweiten Tag jede dritte Stunde Milch, am dritten und vierten Tag Suppe und eine Speise (Gries in Milch weich gekocht) verabreicht. Am vierten Tage entleerten sich Flatus und am fünften Tag trat normaler Stuhlgang ein.

Bei der Entfernung der Nähte war Vereinigung per primam und völlige Schmerzlosigkeit des Bauches zu konstatieren. Nach weiteren 14 Tagen verließ der Kranke völlig geheilt das Spital und konnte seiner regelmäßigen Beschäftigung nachgehen. Dies war meines Wissens die erste Darmresektion wegen Anus praeternaturalis mit der Entfernung einer 12 cm langen Darmpartie; eine Operation, die von vollem Erfolg begleitet war.

Damals haben mich die konservativen Chirurgen wegen dieser und wegen meiner Gehirnoperationen der Leichtsinnigkeit und Gewissenlosigkeit beschuldigt und es war ihrer Auffassung nach ein großer Fehler, daß ich mit der Leitung der größten chirurgischen Abteilung des Landes betraut wurde, aber ich gewann die Genugtuung, daß die Berechtigung meiner operativen Eingriffe noch in meinem Leben durch die ausgebreitete Anwendung derselben bestätigt wurde.

Ich erinnere mich gerne an meine gewesenen Sekundar- und Hilfsärzte auf der chirurgischen Abteilung, an meine braven Mitarbeiter, die durch ihre vorzüglichen Fachkenntnisse und ihren besonderen Fleiß bestrebt waren, die Gelegenheit zu benutzen und sich an dem ihnen von mir mit größter Bereitwilligkeit überlassenen, reichlichen Material zu vorzüglichen Operateuren heranzubilden, ferner an die gewesenen Spitals-

und Universitätspraktikanten der Rhino-Laryngologischen Abteilung, die die Rhinolaryngologie teils durch ihre literarischen Facharbeiten, teils durch ihre im Interesse des Unterrichts an den Tag gelegte Tätigkeit gefördert haben.

Im Geiste des alten Arztes wogt eine Menge auf den keineswegs ebenen Wegen der ärztlichen Praxis gesammelter Erfahrungen. Die systematische Bearbeitung derselben wäre eine Arbeit langer Jahre, und ich werfe von meinen Reminiszenzen nur jene, welche sich an die Oberfläche drängen, aufs Papier, um damit meine jüngeren Kollegen anzueifern und zu begeistern; denn vielleicht finden sie unter diesen solche, welche einer ernsten Erwägung wert sind.

Verlag von **August Hirschwald** in Berlin.
(Durch alle Buchhandlungen zu beziehen.)

BARTH, Oberstabsarzt Dr. Ernst, **Die neuropathischen Störungen der Atmung.** (Sonderabdruck aus der Senator-Festschrift.) gr. 8. 1904. 1 M. 60.

— — **Die Lehre vom Tonansatz auf Grund physiologischer und anatomischer Untersuchungen.** Mit 3 Tafeln und 20 Figuren im Text. (Sonderabdruck aus dem Archiv für Laryngologie. 16. Bd. 3. Heft.) gr. 8. 1904. 2 M.

BECK, Prof. Dr. Carl (New-York), **Die chirurgischen Krankheiten der Brust und ihre Behandlung.** Aus dem Englischen übersetzt von Dr. Schroeder (Düsseldorf). 1910. gr. 8. Mit 16 kolorierten und 251 anderen Textfiguren. 12 M.

BERTHOLD, Prof. Dr. E., **Die intranasale Vaporisation.** Ein neues Verfahren zur Stillung lebensgefährlichen Nasenblutens und zur Behandlung schwerer Erkrankungen der Nase und der Kieferhöhle. gr. 8. 1900. 1 M. 60.

BLUMENFELD, Dr. F., **Spezielle Diätetik und Hygiene des Lungen- und Kehlkopf-Schwindsüchtigen.** gr. 8. 2. Aufl. 1909. 2 M. 80.

BRUCK, Dr. Franz (Berlin-Charlottenburg), **Aphorismen für die hals-, nasen- und ohrenärztliche Praxis.** 8. 1911. 1 M.

BUKOFZER, Dr. M., **Die Krankheiten des Kehlkopfes.** gr. 8. 1903. 4 M. 60 Pf.

— — **Zur Hygiene des Tonansatzes** unter Berücksichtigung moderner und alter Gesangsmethoden. (Sonderabdruck aus dem Archiv f. Laryngologie, XV. Bd.) gr. 8. 1904. 80 Pf.

BUSSENIUS, Stabsarzt Dr. W., **Die Mit- und Nachkrankheiten des Kehlkopfes bei akuten und chronischen Infektionen.** gr. 8. 1902. 1 M.

BUSSENIUS, Stabsarzt Dr. W. u. Dr. H. COSSMANN, **Das Tuberculin TR.** Seine Wirkung und seine Stellung in der Therapie der inneren und äusseren Tuberkulose. Aus d. Klinik f. Hals- u. Nasenkranke d. Kgl. Charité. gr. 8. 1898. 4 M.

FRAENKEL, Prof. Dr. A., und Dr. J. GEPPERT, **Ueber die Wirkungen der verdünnten Luft auf den Organismus.** Eine Experimental-Untersuchung. gr. 8. Mit 1 Taf. in Kupferdr. u. 2 Holzschn. 1883. 3 M.

FRAENKEL, Prof. Dr. Bernh., **Gefrierdurchschnitte zur Anatomie der Nasenhöhle.** 17 Quarttafeln in Photogravure mit erl. Text. 1891. 25 M.

GUTTMANN's, Dr. Paul, **Lehrbuch der klinischen Untersuchungs-Methoden** für die Brust- und Unterleibsorgane mit Einschluss der Laryngoskopie. Herausgegeben von Priv.-Dozent Dr. F. Klemperer. Neunte verbesserte und vermehrte Auflage. gr. 8. 1904. 10 M.

HOLMES, Dr. Gordon, **Die Geschichte der Laryngologie** von den frühesten Zeiten bis zur Gegenwart. Uebersetzt von Dr. Otto Koerner. gr. 8. 1887. 2 M.

JAEGER, Oberstabsarzt Prof. Dr. H., **Die Cerebrospinalmeningitis als Heeresseuche** in ätiol., epidemiol., diagnost. und prophylaktischer Beziehung. gr. 8. Mit 33 Texttafeln. 1901. (Bibliothek v. Coler-v. Schjerning, IX. Bd.) Geb. 7 M.

JÄHN, Dr. Herm., **Vorlesungen über den Bau und die Function des menschlichen Kehlkopfes** für Sänger und Sängerinnen. 8. Mit 4 Abbildungen. 1895. 1 M.

KRAUSE, Prof. Dr. H., **Die Erkrankungen der Singstimme,** ihre Ursachen und Behandlung. Nach Referat vom internat. Kongress in Moskau. 8. 1898. 1 M.

KUTTNER, Dr. A., **Die nasalen Reflexneurosen und die normalen Nasenreflexe.** gr. 8. 1904. 6 M.

LOEWY, Privatdozent Dr. A., **Untersuchungen über die Respiration und Zirkulation** bei Aenderung des Druckes und des Sauerstoffgehaltes der Luft. gr. 8. Mit 5 Kurventafeln im Text. 1895. 4 M.

Verlag von **August Hirschwald** in Berlin.
(Durch alle Buchhandlungen zu beziehen.)

MACKENZIE, Dr. Morell, **Die Krankheiten des Halses und der Nase.** Deutsch herausgegeben und mit Zusätzen versehen von Dr. F. Semon. I. Bd.: Die Krankheiten des Pharynx, Larynx und der Trachea. gr. 8. Mit 112 Holzschn. 1880. 18 M. — II. Bd.: Die Krankheiten des Oesophagus, der Nase und des Nasenrachenraums. gr. 8. Mit 93 Holzschn. 1884. 18 M.

MIKULICZ, Prof. Dr. J., u. Priv.-Doz. Dr. P. MICHELSON, **Atlas der Krankheiten der Mund- und Rachenhöhle.** 44 Buntdrucktaf. mit erläut. Text. 1892. 80 M.

MOST, Dr. Aug., **Die Topographie des Lymphgefässapparates des Kopfes und Halses.** 1906. gr. 8. Mit 11 Tafeln und 2 Textfiguren. 9 M.

ROSENTHAL, Dr. Carl, **Die Erkrankungen der Nase, deren Nebenhöhlen und des Nasenrachenraumes.** Ein kurzgefasstes Lehrbuch für Aerzte und Studierende. Zweite vermehrte und verb. Auflage. 1897. gr. 8. Mit 41 Fig. 6 M.

— — **Die Erkrankungen des Kehlkopfes.** Ein kurzgefasstes Lehrbuch für Aerzte und Studierende. gr. 8. Mit 68 Fig. 1893. 8 M.

SCHREIBER, Prof. Dr. Julius, **Ueber den Schluckmechanismus.** gr. 8. Mit 22 Figuren und 2 Doppeltafeln. 1904. 3 M.

SEMON, Prof. Dr. Sir Felix, **Forschungen und Erfahrungen 1880—1910.** Eine Sammlung ausgewählter Arbeiten. gr. 8. 2 Bde. mit 5 Taf. u. zahlr. Textfig. 1912. 32 M.

SOKOLOWSKI, Primararzt Dr. A., **Klinik der Brustkrankheiten.** gr. 8. Zwei Bände. 1906. 32 M.

SSIKORSKI, Prof. Dr. J. A., **Ueber das Stottern.** Ins Deutsche übertragen von Dr. V. Hinze. gr. 8. 1891. 8 M.

STÜVE, Dr. R., **Die Tuberkulose als Volkskrankheit und ihre Bekämpfung.** In gemeinverständlicher Darstellung. gr. 8. 1901. 1 M. 60.

TRAUTMANN, Geh. Med.-Rat Prof. Dr. F., **Chirurgische Anatomie des Schläfenbeins**, insbes. für Radikaloperation. 4. Mit 2 Taf. u. 72 Stereoskopen. 1898. 60 M.

— — **Anatomische, pathologische und klinische Studien über Hyperplasie der Rachentonsille**, sowie chirurgische Behandlung der Hyperplasie zur Verhütung von Erkrankungen des Gehörorgans. Folio. Mit 7 Tafeln und 12 stereoskop. Photographien nach Sektionspräparaten. 1886. 40 M.

— — **Leitfaden für Operationen am Gehörorgan.** Mit 27 Textfiguren. 1901. (Bibliothek v. Coler-v. Schjerning. IV. Bd.) 4 M.

Verhandlungen des III. Internationalen Laryngo-Rhinologen-Kongresses Berlin, 30. August bis 2. September 1911. Teil I: Referate. Herausg. im Auftrage des internat. Komitees für die Laryngo-Rhinologen-Kongresse von Prof. Dr. G. Finder, Sekretär des Komitees. Mit 6 Kurven im Text. gr. 8. 1911. 4 M. — Teil II: Verhandlungen. Herausg. vom Generalsekretär Prof. Dr. A. Rosenberg. gr. 8. Mit dem Porträt B. Fraenkel's und Abbildungen im Text. 1912. 10 M.

Verhandlungen der ständigen Tuberkulose-Kommission der Versammlung deutscher Naturforscher und Aerzte. Red. von Prof. Dr. F. HUEPPE. München 1899. gr. 8. 1900. 3 M. Hamburg 1901. gr. 8. 1902. 3 M. 60.

WOELFLER, Prof. Dr. A., **Die chirurgische Behandlung des Kropfes.** gr. 8. 1887. 2 M. 40.

— — — **Die chirurgische Behandlung des Kropfes.** II. Teil. gr. 8. Mit 4 Tafeln und 37 Holzschnitten. 1890. 8 M.

— — — **III. Teil. Die Behandlungsmethoden des Kropfes,** mit besonderer Berücksichtigung der vom Hofrath Billroth 1878—84 an der Wiener Klinik und vom Verf. 1886—90 an der Grazer Klinik behandelten Fälle. 1891. gr. 8. Mit 2 Tafeln und Holzschn. 9 M.

— — **Ueber die Entwickelung und den Bau des Kropfes.** gr. 8. Mit 19 lithogr. Tafeln. 1883. (Sonderabdruck aus dem Archiv für klin. Chir.) 22 M.

Verlag von **August Hirschwald** in Berlin.
(Durch alle Buchhandlungen zu beziehen.)

Forschungen und Erfahrungen 1880—1910.
Eine Sammlung ausgewählter Arbeiten
von Prof. Dr. **Sir Felix Semon**, K. C. V. O.
Mit 5 Tafeln und zahlreichen Textfiguren. gr. 8. 2 Bände. 1912. 32 M.

Spezielle Diätetik und Hygiene des Lungen- und Kehlkopf-Schwindsüchtigen
von Dr. **Felix Blumenfeld** (Wiesbaden).
Zweite vermehrte Auflage. gr. 8. 1909. 2 M. 80 Pf.

Klinik der Brustkrankheiten.
Herausgegeben von Primararzt Dr. **A. v. Sokolowski**.
I. Band: Krankheiten der Trachea, der Bronchien und der Lungen.
II. Band: Krankheiten des Brustfells und des Mittelfells. Lungenschwindsucht.
gr. 8. Zwei Bände. 1906. 32 M.

Die Topographie des Lymphgefässapparates des Kopfes und des Halses
von Dr. **Aug. Most**, dirig. Arzt etc. (Breslau).
1906. gr. 8. Mit 11 Tafeln und 2 Textfig. 9 M.

Die soziale Bekämpfung der Tuberkulose als Volkskrankheit
in Europa und Amerika (Frankreich, Belgien, England, Deutschland). Denkschrift
der Pirogoff-Gesellschaft Russischer Aerzte von Dr. **Ph. M. Blumenthal** in Moskau.
Deutsch bearbeitet von Dr. A. Dworetzky.
Mit einem Vorwort von Dr. E. v. Leyden. gr. 8. 1905. 5 M.

Die nasalen Reflexneurosen und die normalen Nasenreflexe
von Dr. **A. Kuttner**. gr. 8. 1904. 6 M.

Die chemische Pathologie der Tuberkulose.
Bearbeitet von Dozent Dr. Clemens, Dozent Dr. Jolles, Prof. Dr. **R. May**,
Dr. v. Moraczewski, Dr. Ott, Dr. H. v. Schroetter, Dozent Dr. A. v. Weismayr.
Herausgegeben von Dr. **A. Ott**. 1903. gr. 8. 14 M.

Die Krankheiten des Kehlkopfes
von Dr. **M. Bukofzer**. gr. 8. 1903. 4 M. 60 Pf.

Mit- und Nachkrankheiten des Kehlkopfes
bei akuten und chronischen Infektionen
von Stabsarzt Dr. **W. Bussenius**. gr. 8. 1902. 1 M.

König's Lehrbuch der Chirurgie
für Aerzte und Studierende. IV. Band.
Allgemeine Chirurgie.
Dritte neu bearbeitete Auflage von Prof. Dr. Otto Hildebrand.
1909. gr. 8. Mit 438 Abbildungen. 20 M.

Die chirurgischen Krankheiten der Brust und ihre Behandlung
von Prof. Dr. **Carl Beck** (New York).
Aus dem Englischen übersetzt von Dr. Schröder.
1910. gr. 8. Mit 267 Abbildungen. 12 M.

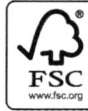

MIX
Papier aus verantwortungsvollen Quellen
Paper from responsible sources
FSC® C105338

If you have any concerns about our products,
you can contact us on
ProductSafety@springernature.com

In case Publisher is established outside the EU,
the EU authorized representative is:
**Springer Nature Customer Service Center GmbH
Europaplatz 3, 69115 Heidelberg, Germany**

Printed by Libri Plureos GmbH
in Hamburg, Germany